常见病针灸临床丛书

耳鸣耳聋

刘 赟 ◎ 主编

中国健康传媒集团

中国医药科技出版社

内容提要

本书为《常见病针灸临床丛书》之一，系统阐述了针灸治疗耳鸣耳聋的内容。首先对耳鸣耳聋进行概述，介绍中医学、西医学对耳鸣耳聋的认识。在针灸临床方面，归纳了针灸治疗耳鸣耳聋的临床经验，并附以验案，加以按语评析；总结针灸治疗耳鸣耳聋的疗效特点与规律；梳理针灸治疗耳鸣耳聋的机制。最后概述耳鸣耳聋的日常管理与护理。

本书适合针灸、中西医临床医务人员、教育工作者及学生阅读使用，也可供针灸、中医研究人员及爱好者参阅。

图书在版编目（CIP）数据

耳鸣耳聋 / 刘赟主编 . -- 北京：中国医药科技出版社，2024.12. --（常见病针灸临床丛书 / 张建斌主编）. -- ISBN 978-7-5214-4944-0

Ⅰ. R246.81

中国国家版本馆 CIP 数据核字第 20240HA871 号

美术编辑　陈君杞

版式设计　南博文化

出版　**中国健康传媒集团** | 中国医药科技出版社

地址　北京市海淀区文慧园北路甲 22 号

邮编　100082

电话　发行：010-62227427　邮购：010-62236938

网址　www.cmstp.com

规格　710×1000mm $\frac{1}{16}$

印张　9

字数　107 千字

版次　2024 年 12 月第 1 版

印次　2024 年 12 月第 1 次印刷

印刷　大厂回族自治县彩虹印刷有限公司

经销　全国各地新华书店

书号　ISBN 978-7-5214-4944-0

定价　**36.00 元**

获取新书信息、投稿、为图书纠错，请扫码联系我们。

《常见病针灸临床丛书》
编委会

总主编　张建斌

主　编

黄凯裕	梁　爽	郑　美	薛　宁	佘延芬
梁凤霞	马晓芃	刘　赟	莫　倩	王欣君
李　晗	马　辉	蒋亚文	刘兰英	粟胜勇
付　勇	陆梦江	邹洋洋	徐修竹	许林玲
熊嘉玮	金　洵	徐天舒	韦　丹	洒玉萍

编　委

许　骞	陆成轩	郝晓慧	龚　瑞	孙　霞
芦　芸	夏　星	刘力源	还　涵	陈　豪
范玺胜	魏盼盼	张明健	陈　丽	王雅嫒
卢　威	杨姝瑞	余辕耕	易　璇	唐　倩
肖　敏	康文武	周钰点	黄湘茜	杨延婷
杨　光	赵　越	卢云琼	郭潇聪	孔谐和
邹月兰	王雪君	刘　力	季红健	丁　敏
任思秀	杨　硕	黄　宇	周雪松	伍先明
漆双进	黄小芹	何　婷	支　娜	郑允浩
冒金锋	张双双	王　娟	张建明	吴辛甜
郑　涵	谢　静	卢梦叶	顾　是	魏春玲
沈天益	杨永超	周　昊	顾　纯	戴琳俊
褚　红	高　洁	黄宋余	罗　莹	李　威
马奇翰	马天翼	马智佳	吉玲玲	欧阳八四
吴勤娟	王　卫	王保丹	杨海洲	赵建玲

张国栋　张音　罗家麒　赵舒梅　张聪

赵舒梅　徐静　刘科辰　覃美相　蔡慧倩

张熙　林欣颖　潘珊娜　林媛媛　周娟娟

李琳慧　章甜　刘慧　刘金鹏　金传阳

李浩　陆露　叶菁菁　薛亮翔　胡光勇

王应越　王亮　朱金亚　周强晟　赵峥睿

熊先亭　毕琴　马罕怿　李乔乔　朱德淳

贡妍婷　裴梦莹　赵瑞瑞　朱世鹏　谢韬

罗楚　叶儒琳　王耀帅　黄玉伟　张新昌

李明　王玉娟　武九龙　曾玉娇　陈霞

彭延辉　郭林娟　秦公顺　詹明明

李梦雪　武娟　赵协慧

本书编委会

主　编　刘　赟
副主编　芦　芸　季红健
编　委　（按姓氏笔画排序）
　　　　朱杭军　任思秀　李　丹　秦　岭
　　　　晏　英　徐　杨　高俊清

丛书前言

针灸是源自中国古代的一门系统学问：利用特定的工具，在人体体表特定部位进行施术，产生一定的效应，以达到防病治病的目的，并在长期的临床实践中，形成了独特的理论体系和学术框架。

《黄帝内经》时代，针灸理论构建逐渐完善，包括九针形制、操作和应用，脏腑经络和五体身形，溪谷骨空和气府明堂，疾病虚实和针灸补泻等。公元256~260年间，皇甫谧编撰《针灸甲乙经》，从基础到临床，系统整理了针灸学知识、理论和临床应用，构建了针灸学科体系。此后，针灸学术一直在自己固有的轨道上发展和进步。直到清末民初，伴随着西学东渐的逐渐深入，在东西方文化交互辉映和碰撞下，针灸学术的发展轨迹，已经呈现出多流并进、百花齐放的特点。尤其是20世纪70年代以来，针灸在世界各地广泛传播，针灸学术更是进入了一个多元化发展的新时代。

当代针灸医学蓬勃发展，其学术视野也越来越宽广，无论是基础理论，还是临床应用，都是古代针灸学术所无法比拟的。当今的针灸学术，主要有以下几个特征。

1.广泛应用于世界各地。针灸在南北朝时期就已经传到周边的朝鲜、日本等，近几个世纪间断性地在欧洲也有零星传播，但是直到20世纪70年代初，才开始有了世界范围内的广泛传播。

针灸的跨文化传播，在异域也出现了从学理到应用的不同理解和差异化变革。

2.工具先进，微创、无痛、数据化。针灸工具，古代有"九针"之说，当代不仅有"新九针"、揿针、杵针、浮针等新型针具，还有利用声电光磁等可量化物理参数的新型针灸器具，基于生物传感和人工智能的针灸器具也在孕育中。

3.技术进步，操作精细、精准化。针灸操作技术的应用和描述，相对于古代也有了长足的进步，"针灸技术操作规范"国家标准也陆续发布。尤其是在操作目标的部位和结构层次上更加精细、精准，在操作流程上也更加合理和规范。

4.迎接临床新问题和新挑战。与古代主要关注临床证候不同，当代针灸临床实践中还面临着诸多新问题、新挑战。大量基于临床医学病症分类和认知的疾病，在古代医籍文献中没有直接记载和描述，需要当代临床以"针灸学"视角重新再认识，如高血压、高脂血症、糖尿病等；还有一些临床新问题，如围手术期诸症、抑郁症和焦虑症、免疫性疾病、戒断综合征等，需要在实践中探索。

5.临床疗效规律越来越清晰。自2005年有了第一份基于循证模式的针灸临床研究报告以来，近年来开展的针灸治疗便秘、压力性尿失禁、围绝经期综合征等临床多中心大样本研究，取得了较可靠的研究结果，在国内外产生了较大的影响。基于针灸临床特点的方法学研究也受到重视，并出现了专门团队和组织。

6.机制和原理逐渐清晰。尽管还不能完全从现代生命科学和生物医学的角度揭示针灸作用机制，但是随着经穴特异性、穴位敏化、穴位配伍研究深入，针灸作用的神经-内分泌-免疫网络调节机制也逐渐清晰。

应该说，针灸医学的内涵，需要在一个新起点上重新理解、重新诠释。当代针灸临床适用性不断扩大，诊治病种范围越来越宽泛，操作技术也越来越精准，临床疗效观察和评估也越来越严格，部分现代原理和机制逐渐阐明。因此，基于当代临床实践的回顾、思考和展望，更加显得迫切和需要。《常见病针灸临床丛书》，即是响应这一时代的需求。

在当今的话语体系下，选择针灸临床的常见病、多发病，梳理、借鉴古今医家经验，总结近现代临床实践和疗效规律，阐述必要的作用机制和原理，在针灸学术史上作一个短暂的思索，给未来一个更加广阔的空间，即是本丛书的初心。

张建斌

2024年10月

严序

耳鸣耳聋是国内外普遍认为比较难治的疾病。该病的患者很多，但是因为对其的治疗常常不容易取得满意疗效，所以敢于挑战难题、研究这类疾病的医生并不多。感音神经性聋和耳鸣的难治程度可以用一个事例来说明：

我们研制一种药物，为了证明其疗效，通常要做动物实验。首先做动物模型，就是造罹患这种疾病的动物。一般要准备两组（或多组）这种模型的大鼠或其他动物，然后取一组用新研制的药物治疗，另外设立一个对照组，对照组要用其他已明确有效的药物治疗，最后比较两组的疗效。

但是研究治疗感音神经性聋的药物不是这样。罹患感音神经性聋的动物模型是可以制造出的，并且可以观察到这种动物模型的听觉细胞受到了损伤，但是损伤后的哺乳动物听觉细胞在实验室中无法修复。于是研制新药的时候，要观察其治疗耳聋的疗效也就成为不可能。研究者只能退而求其次，观察这种药物对动物听力损伤的保护作用。观察两个组的用药，制造动物模型的时候能不能保护听觉细胞避免或减少损伤，以此来表明药物的作用。然而这个作用并不是修复损伤听觉细胞的作用，所以我们说现在暂时还没有治疗耳鸣耳聋的特效药物。

目前在基础研究中做不出哺乳动物听觉细胞损伤后再修复的实验，但是在面广量大的临床实践中，耳鸣耳聋的患者经过药物和针灸治疗，得到部分甚至全面恢复的病例还是常常有的。这种良好疗效的取得，往往是医生和患者共同努力的结果。

看到刘赟医生主编的《耳鸣耳聋（常见病针灸临床丛书）》。不由得想起20年前，刘赟还在南京中医药大学耳鼻咽喉科读研究生的时候，协助我做一个国家中医药管理局的科研课题，内容就是关于针灸治疗耳鼻咽喉疾病的。那时候的刘赟就表现出目标明确、思路清晰、工作细致的良好科研素质。刘赟和她的研究团队在长期临床实践中挑战难题，深入研究耳鸣耳聋的病症特点，研究中医药治疗和针灸治疗的方法，写成了本书，十分可喜可贺。

本书系统论述了人耳的生理功能、中医对耳鸣耳聋的认识、针灸治疗耳鸣耳聋的特色方法；还介绍了现代对针灸治疗耳鸣耳聋机制的研究情况，指导耳鸣耳聋患者在治疗的同时如何进行护理，并提出生活起居注意事项等。

作为中医耳鼻咽喉科的医生，观察和研究耳鸣耳聋的视角，会更加重视耳鸣耳聋病症的客观性。也就是说并不是患者治疗后主观感觉症状减轻就好，还要经得起各种仪器的检测。研究针灸治疗耳鸣耳聋，也要经得起针灸和中药、西药等其他方法的疗效比较。本书介绍的各种方法，正是从临床实践中来，又回到临床实践中，经过检验的有效方法，这些内容无论对医师还是对患者，都会很有帮助。

严道南

2024年10月

目录

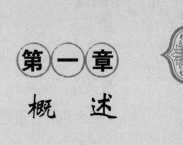

第一章

概　述

第一节　概　念

人耳是一个精密的听觉感受、分析器官，是人类学习语言和正常交往所必需的。但人的听觉系统又极其脆弱，当听觉系统中的传音，或（和）感音部分，或（和）听神经，或（和）其各级中枢发生病变，听功能出现障碍时，发生不同程度的听力下降，统称为耳聋（deafness）。

《沈氏尊生书》（1874）中曾将听力减退（hearing loss）按其轻重程度不等而分为重听和耳聋两种。"耳聋者，声音闭隔，竟一无所闻也；也有不至无闻，但闻之不真者，名为重听"。即"一无所闻"为耳聋，"闻之不真"为重听。闻之不真者，往往需重复倾听之方明其意，故有重听之称。由于在耳科临床实践中并未对"耳聋"和"重听"两个概念做出严格的限定，故未被临床采用。根据全国自然科学名词审定委员会公布的医学名词统称为"聋"（1991），而不论听力损失的程度如何。世界卫生组织

（WHO）1986年提出，仅将不能听到任何言语的极重度听力减退（profound hearing impairment）方称为"聋"（deafness），而听力损失未达到此严重程度者，则称为"听力减退"（heraing Impairment）。耳聋不仅影响学习和正常交往，还对人的思维方式、智力结构、心理活动等产生深刻影响，给家庭和社会带来巨大负担。

耳鸣为无相应的外界声源或电刺激，而主观上在耳内或颅内有声音感觉。耳鸣是一类症状而非一种疾病。耳鸣不应包括声音幻觉及错觉，也不包括来自身体其他部位的声音，如血管搏动声、腭咽喉肌阵挛的咔哒声、咽鼓管异常开放的呼吸声，这些可称为体声（somato-sounds），过去称为"客观性耳鸣"。颅内的鸣声，称为颅鸣，实为来自双耳立体声的听觉作用的表现形式。

耳鸣常为许多疾病的伴发症状，也是一些严重疾病（如听神经瘤）的首发症状，且常与听觉疾病同时存在，故临床上应加以重视。

第二节　流行病学

据世界卫生组织估计，1996年全球有1.2亿听力残疾人，其中发达国家约有80万人，2001年增加至2.5亿人。全球有轻度听力损失以上者近6亿人。我国2006年进行的全国第2次残疾人抽样调查结果显示，当时的听力残疾人约为2004万人，言语残疾127万人，共占各类残疾人总数的27%。根据不完全的调查结果显示，白种人的耳聋患病率高于黑种人，男性多于女性，农村儿童高于城市儿童。听力障碍不仅发病率高，而且呈快速增长趋势，已成为全球性公共卫生问题。成人听力损失已经位居对全球经济影响最大的前20位疾病之列。耳聋患病率显著增加的原因是多方面的，包括人口老龄化、噪声、耳毒性药物滥用、耳疾、遗传、环境污染等。

耳鸣的发生率平均为3%~30%。随着年龄的增长，耳鸣发病率逐渐升高，高发年龄在50~60岁。两性患病率各家统计结果不一。1978年英国耳鸣医学研究协会进行了一项全国性的耳鸣调查，这是第一次大范围的耳鸣患病率调查。结果发现17岁以上的人群中16%~19%的人经历过超过5分钟的自发性耳鸣，其中至少8%的人认为耳鸣引起中度到重度的烦恼或者影响睡眠，0.5%的人认为耳鸣严重地影响着正常生活。另一项调查发现意大利的5个城市中患延长性自发性耳鸣者占14.5%。1996年美国健康状况统计中心调查了各个年龄段的人群，结果耳鸣的患病率为3%，进一步评估显示45岁以下人群中，耳鸣患病率为1%，65岁以上者为9%。McCormark等对1980—2015年文献进行了综述，耳鸣的发病率为5.1%~42.7%，中国大陆耳鸣的发病率与全球数据一致，为4.3%~51.33%，数据分散的很大一部分原因是不同研究使用的标准不同。

第二章
中医学对耳鸣耳聋的认识

第一节　定义

耳鸣是指患者自觉耳内有鸣响的感觉而周围环境中并无相应声源；耳聋是指不同程度的听力障碍，轻者听力下降，重者全然不闻外声。西医学的突发性聋、噪声性聋、药物中毒性聋、老年性聋及原因不明的感音神经性聋、混合性耳聋、耳鸣等疾病可参考本病辨证施治。

耳鸣在历代文献中有聊啾、蝉鸣、暴鸣、渐鸣等名称。耳聋亦有暴聋、卒聋、猝聋、厥聋、久聋、渐聋、劳聋、虚聋、风聋、火聋、毒聋、气聋、阳聋、阴聋、干聋、湿聋等名称。耳鸣与耳聋的病因病机及辨证治疗基本相似，两症常合并出现，耳内鸣响严重者妨碍正常听力，日久或可致听力下降，故而合并讨论。如《医学入门》卷五说："耳鸣乃聋之渐也。"《杂病源流犀烛》卷二十三谓："耳鸣者，聋之渐也，惟气闭而聋者则不鸣，其余诸般耳聋，未有不先鸣者。"

第二节　耳与脏腑经络的关系

一、耳与脏腑的关系

耳聋耳鸣与肾、心、肝、胆、脾、肺之间均有密切的关系。

1.耳与肾

肾主耳，开窍于耳，足少阴肾经之络入于耳中。肾主藏精，肾精上充于耳则耳窍得养，听觉聪敏，此为耳与肾的生理关系。若肾脏失调则可致耳病。如肾精亏虚或髓海不足则耳窍失养，听觉失聪，产生耳鸣、耳聋、眩晕等症。如《灵枢·海论》载："髓海不足，则脑转耳鸣。"如肾阳不足则虚寒水上泛，导致耳鸣眩晕。

2.耳与心

心主神志，寄窍于耳，耳司听觉，受心主宰。《针灸甲乙经·五脏六腑官》载："夫心者火也，肾者水也，水火既济。心气通于舌，舌非窍也，其通于窍者，寄在于耳。"心主血脉，耳为宗脉之所聚，心血上奉，耳得所养而听力敏锐。心脏功能失常，如心血耗损则耳失所养，功能失司。《古今医统大全·耳证门》载："心虚血耗，必致耳聋耳鸣。"

3.耳与肝

肝藏血，主疏泄，耳司听觉，主平衡。耳的正常功能有赖于肝血滋养与肝气条达。肝肾同源，肝为肾之子，肾气通于耳，肝气亦通于耳。此为耳与肝的生理关系。若肝血不足或疏泄不畅则可致耳病发生。如肝血虚损，耳失所养，或肝阴不足，虚火上扰清窍，则可见耳鸣、耳聋、眩晕等症。《素问·脏气法时论》载："肝病者虚则目无所见，耳无所闻。"

4.耳与胆

耳与胆的生理功能表现为：肝胆互为表里，主疏畅气机，耳的生理有赖肝胆气机条达才能够正常发挥。胆经失调可致耳病。胆病及耳，多因少阳外感风湿湿热之邪，循经上犯耳窍。《素问·厥论》载："少阳之厥，则暴聋颊肿而热。"肝胆主升，忿怒可动胆火，故情志变化可致突发耳聋。

5.耳与脾

脾为后天之本，气血生化之源，主升清降浊，输布水谷精微。脾气健运，则清升浊降，清宫之窍得以清气濡养，才能发挥正常生理功能。《素问·玉机真脏论》载："脾为孤脏……其不及，则令人九窍不通。"

6.耳与肺

肺主气、司呼吸，外合皮毛。肺为肾之母，耳为肾窍。肺主宣发，输布气血津液，以濡养耳窍。捏鼻鼓气，气贯于耳，故肺气与耳相通。《灵枢·阴阳清浊》载："手太阴独受阴之清，其清者上走空窍。"肺的功能失常可导致耳病。如肺卫不固，皮毛受损，外感时邪，发为耳聋。若肺气虚，耳失所养，则耳失聪。《素问·脏气法时论》载："肺病者……虚则少气不能报息，耳聋嗌干。"

二、耳与经络的关系

耳为经络聚会之处，与经络有着密切的关系，故《灵枢·口问》曰："耳者，宗脉之所聚也。"耳为宗脉之所聚，脏腑气血通过宗脉运行至耳，使耳发挥司听觉、主位觉的生理功能。故《灵枢·邪气脏腑病形》曰："十二经脉三百六十五络，其血气皆上于耳而走空窍……其别气走于耳而为听"，若经络不畅，气血阴阳不能上达于耳，则可致听觉失聪等。正如《张氏医通》卷八《七窍门下·耳》中曰："在十二经脉中，除足太阳、手厥阴外，其余十经脉络，皆入于耳中……故凡一经一络有虚实之气入于耳中者，皆足以乱主窍之精明，而兼至聋聩。"《医贯》《证治准绳》等亦有类似之论。

循行于耳部的经脉有：

（1）足少阳胆经：其脉循行至耳前、后，入耳中等。如《灵枢·经脉》曰："胆足少阳之脉，起于目锐眦，上抵头角，下耳后……其支者，从耳后入耳中，出走耳前，至目锐眦后。"《灵枢·经筋》亦曰："足少阳之筋……直者，上出腋，贯缺盆，出太阳之前，循耳后，上额角。"

（2）手少阳三焦经：其脉循行至耳后、耳上、耳中、耳前等部位。如《灵枢·经脉》曰："三焦手少阳之脉……其支者，从膻中上出缺盆，上项，系耳后直上，出耳上角，以屈下颊至𩑔。其支者，从耳后入耳中，出走耳前……是动则病耳聋，浑浑焞焞，喉痹嗌肿。"《灵枢·经筋》亦曰："手少阳之筋……其支者，上曲牙、循耳前，属目外眦。"

（3）手太阳小肠经：其脉循行至耳中，耳后完骨、耳周等部位。如《灵枢·经脉》曰："小肠手太阳之脉……其支者，从缺盆循颈上颊，至目锐眦，却入耳中。"《灵枢·经筋》亦曰："手太阳之筋……结于耳后完骨；其支者，入耳中；直者，出耳上下，结于颌……其支者，上曲牙，循耳前。"

（4）手阳明大肠经：其脉行入耳中。如《灵枢·经脉》曰："手阳明之别……其别者，入耳中，合于宗脉。"

（5）足太阳膀胱经：其经脉行至耳上角、耳后完骨。如《灵枢·经脉》曰："膀胱足太阳之脉……其支者，从巅至耳上角。"《灵枢·经筋》亦有曰："足太阳之筋……其支者，入腋下，上出缺盆，上结于完骨。"

（6）足阳明胃经：其经行至耳前。如《灵枢·经脉》曰："胃足阳明之脉……循颊车，上耳前。"《灵枢·经筋》亦曰："足阳明之筋……从颊结于耳前。"

（7）手少阴心经：其脉行至耳后。如《灵枢·经别》曰："手心主之正……出循喉咙，出耳后，合少阳完骨之下。"

此外，手少阴心经之络、手太阴肺经之络、足少阴肾经之络、足太阴脾经之络，皆会于耳中。如《素问·缪刺》曰："邪客于手、足少阴、太阴，足阳明之络，此五络皆会于耳中。"另据《医学心悟·耳》所云："足厥阴肝，足少阳胆经，皆络于耳。"故厥阴肝络与耳亦有关联。十二经筋中胃足阳明之脉，"其支者，从颊结于耳前"；小肠手太阳之脉，"循颈出走太阳之前，结于耳后完骨；其支者，入耳中；直者，出耳上……其病……应耳中鸣痛引颌"；三焦手少阳之脉，"上曲牙，循耳前，属目外眦"；胆足少阳之脉，"循耳后，上额角，交巅上"，从而加强与耳的关联。在奇经八脉中，阳维脉行至耳后等。

从上述经络循行及络属关系来看，耳与手、足三阳经的循行关系较为密切。尤其是手、足少阳经，皆从耳后入耳中，出走耳前，环行耳之前后，与耳脉的关系最为密切，故有"耳病实则少阳"之说。

由于耳通过经络的循行与络属作用与全身各脏腑组织器官相连，人体各脏器在耳郭上均有相应的映现部位。当脏腑器官发生病变时，通过经络可反映于耳郭相应的部位。利用耳郭相应部位的变化可了解诊察相应脏器的病变，通过刺激这些相应部位可调整脏器功能，达到却病愈疾的目的。因此，耳诊及耳针在临床得到了普遍的应用。

第三节　病因病机

1.外邪侵犯

起居不慎或气候突变之时，风热外邪乘机侵犯，或风寒化热，侵及耳窍，清空之窍遭受蒙蔽，失去"清能感音，空可纳音"的功能，致成耳聋、耳鸣之症，此即所谓风聋之候。

2.肝火上扰

耳为肝胆经脉之所辖。若因情志不调，忧郁不舒，气机郁结，气郁化火，火性上炎或暴怒伤肝，逆气上冲，循经上扰清窍，可致耳鸣、耳聋。

3.痰火壅结

饮食不节，或思虑劳倦，脾胃受伤，运化无权，津液不行，水湿内停聚而为痰，痰郁化火。古人云："痰为火之标，火为痰之本。"故痰火往往互结而为病。痰借火而上壅，以致清窍被蒙蔽，出现耳鸣、耳聋之症。

4.气滞血瘀

病久不愈，情志抑郁，肝气郁结，气机不畅，气滞血瘀；或因打斗跌仆、爆震等伤及筋脉，致瘀血内停；或久病入络，致经脉瘀阻，耳窍闭塞。此外，若起居失宜，突受惊吓，气血乖乱，致气血运行不畅，窍络瘀阻，亦可发为耳鸣、耳聋。

5.肾精亏损

素体不足或病后精气失充，恣情纵欲等均可导致肾精耗伤，或老年肾精渐亏，髓海空虚，耳窍失养，而发生本病。

6.脾胃虚弱

饮食不节、劳倦过度或思虑忧郁等，损伤脾胃，使脾胃虚弱，脾气不健，气血生化之源不足，经脉空虚，清气不升，故致耳窍失养，发生耳鸣、耳聋。

第四节　四诊辨证

1.望诊

主要观察耳郭、外耳道及鼓膜等变化。耳郭有无畸形，外耳道有无肿胀、新生物、耵聍、异物、分泌物等，外耳道有无狭窄及塌陷。鼓膜正常标志是否存在。利用X线、CT、MRI等影像学手段了解中耳乳突内听道等情况。分清传导问题还是感音神经系统问题。并望舌质、舌苔、舌下络脉帮助辨证。

2.闻诊

通过听患者说话时发音是否准确，对答是否正确，初步判断该患者是否有听力障碍。利用纯音测听、声导抗等手段可了解听力损失的过程、性质。

3.问诊

重点围绕与耳聋、耳鸣相关的特有症状进行询问。注意耳聋的时间长短、起病缓急，如突发或渐发；是否有引起耳聋耳鸣的某些病史，如接触噪声、使用耳聋性药物等；有无与耳聋相关的全身性疾病，如糖尿病、肾病等；是否从事易致耳聋的相关职业以及环境因素、是否经过治疗等。注意耳鸣的发作时间，是持续性还是间歇性；耳鸣的响度；耳鸣的音调；诱发、加重的因素以及听力情况、有无伴随眩晕等。

4.切诊

主要针对耳郭、耳道进行触诊，排除炎症及占位，并切脉进行全身辨证。

第五节　辨证分型

1.外邪侵犯

主症：耳鸣、耳聋，虽然起病较急，但症状较轻微，耳内气作胀和阻塞感较明显，自声增强。可伴有发热、恶寒、头痛，苔薄白，脉浮数。

证候分析：风性善行而数变，故起病较急；邪困耳窍，经气痞塞不通，故耳内胀、阻塞感；风热之邪阻于经络，清空之窍遭受蒙蔽，故见耳鸣、耳聋；因邪在表，声音传导受阻，故有"自声增强"的特点；风热外邪侵袭，故发热、恶寒、头痛、脉浮数。

治法：疏风清热，散邪通窍。

方药：银翘散加减。

中成药：银翘解毒软胶囊、桑菊感冒片。

2.肝火上扰

主症：耳鸣耳聋发病较突然，耳鸣如闻潮声，常在郁怒之后发生或加重。可伴头痛，眩晕，面红目赤，夜寐不安，烦躁不宁，急躁易怒，胁肋胀痛等，舌红、苔黄，脉弦数有力。

证候分析：因肝性刚劲，肝火上逆，其势较猛，故耳鸣耳聋发病较突然；火扰心神神不守舍，故夜寐不安；肝喜条达，郁怒则伤肝化火，故头痛，眩晕，面红耳赤，烦躁易怒，胁肋胀痛，舌红、苔黄，脉弦数。

治法：清肝泄热，开郁通窍。

方药：龙胆泻肝汤加减。

中成药：龙胆泻肝丸、丹栀逍遥丸。酌情加百乐眠胶囊清心安神。

3.痰火壅结

主症：两耳内鸣响，如闻"呼呼"之声，听力下降，头昏沉重，耳内闭塞憋气感明显，伴有胸闷脘满，咳嗽痰多，舌红、苔黄腻，脉弦滑。

证候分析：因痰火上壅，蒙蔽清窍，痰性重浊，故耳鸣、耳聋，耳内闭塞憋气感明显为痰火上冒于头，痰浊属阴，浊阴不降致清阳不升，故头昏头重；肺为贮痰之器，肺位于胸，肺内有痰，故胸闷脘满，咳嗽痰多；痰火阻滞，气机不利，故舌红、苔黄，脉弦滑。

治法：清火化痰，和胃降浊。

方药：二陈汤加减。

方中二陈汤是治疗痰湿之常用方，可加杏仁、胆南星、瓜蒌仁、黄芩、黄连等。

中成药：清气化痰丸。

4.气滞血瘀

主症：耳鸣耳聋，病程长短不一，新病耳鸣、耳聋者，多为突发；久病耳鸣、耳聋者，多逐渐加重。全身可无明显其他症状，或有外伤史。舌红或有瘀点，脉细。

证候分析：瘀血阻滞清窍脉络，故突发耳鸣、耳聋；耳为清空之窍，若因情志郁结，气机阻滞，致血瘀耳窍，经脉阻塞，则耳鸣耳聋；心主血脉，舌乃心之苗，气血阻滞，舌红或有瘀点，脉细涩。

治法：活血化瘀，通络开窍。

方药：通窍活血汤加减。可加丹参、地龙、石菖蒲。

中成药：银杏叶片、血塞通滴丸、血府逐瘀胶囊。

5.肾精亏损

主症：耳内常闻蝉鸣之声，夜间较甚，听力逐渐下降。兼头昏目眩，腰膝酸软，舌红少，脉细弱或细数。

证候分析：耳鸣、耳聋为肾精亏损、不能上充于清窍，耳窍失养，兼之虚火上炎，干扰清窍。阴虚不足，故夜间尤甚。耳窍失养，失其闻五音之职，故听力逐渐下降；肾精亏损，髓海不足，清窍失养故头昏目眩；肾主骨生髓，精髓不足，不能充于骨，故腰酸软无力；虚火上炎，阴液衰少，故舌红、少苔，脉细数。

治法：补肾益精，滋阴潜阳。

方药：耳聋左慈丸加减。

方中六味地黄丸滋养肾阴，五味子安神定志，磁石重镇，能潜阳降火；石菖蒲行气通窍。肾阳亏损者用金匮肾气丸。

中成药：耳聋左慈丸、六味地黄丸、金匮肾气丸、还少胶囊。

6.脾胃虚弱

主症：耳鸣耳聋，劳而更甚，或在蹲下站起时较甚，耳内有突然空虚或发凉的感觉；兼有倦怠乏力，纳呆，食后腹胀，大便时溏，面色萎黄；唇舌淡红、苔薄白，脉虚弱。

证候分析：脾胃虚弱，生化之源不足，清气不能上升，耳部经脉空虚，耳窍失养故耳鸣、耳聋；患者原已气血不足，在蹲下体位后，突然站起时气血趋于下，头部气血更为不足，故有耳内空虚或发凉感觉；脾胃虚弱，故倦怠乏力，纳呆，食后腹胀，大便时溏，面色萎黄，唇舌淡红，苔薄白，脉虚弱。

治法：健脾益气，升阳通窍。

方药：补中益气汤加减。

方中补中益气汤为补气升阳的代表方，可加石菖蒲。亦可选用归脾汤或益气聪明汤。

中成药：归脾丸、补中益气丸等。

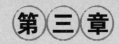

第三章
西医学对耳鸣耳聋的认识

第一节 耳部解剖

耳分为外耳、中耳和内耳三部分（图3-1）。

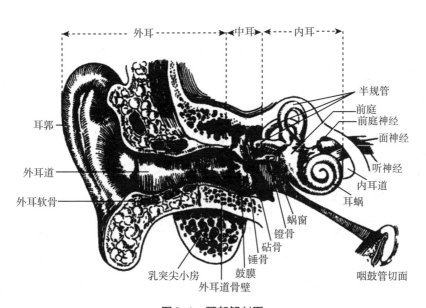

图3-1 耳部解剖图

（一）外耳

外耳包括耳郭和外耳道（图3-2）。

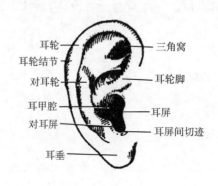

图3-2　耳郭表面标志

1.耳郭

耳郭除耳垂由脂肪和结缔组织构成外，其余由弹性软骨组成，外覆软骨膜和皮肤。耳郭借韧带和肌肉附着于头颅和颞骨。耳郭分前、后两面，后面微凸，前面凹凸不平。

2.外耳道

外耳道起自耳甲腔底，向内直至鼓膜，成人平均长度2.5~3.5cm。外耳道分软骨部和骨部，软骨部位于外侧1/3，骨部位于内侧2/3。外耳道的软骨部和骨部交界处较窄，称外耳道峡部，外耳道异物多停留于此。

外耳道覆盖皮肤，软骨部的皮下组织有毛囊、皮脂腺及耵聍腺。耵聍腺构造与汗腺类似，能分泌耵聍。外耳道的皮肤较薄，与软骨膜和骨膜附着较紧，感染时疼痛剧烈，且可因下颌关节的运动，改变外耳道软骨的形态，使疼痛加剧。软骨部的前壁有2~3个裂隙，内含结缔组织，可借以增加耳郭及外耳道的活动度，外耳道或腮腺炎症也可经此裂隙互相感染。

外耳的动脉由颈外动脉的颞浅动脉和颌内动脉所供给，静脉流入颈外静脉、颌内静脉和翼静脉丛。

外耳的神经有下颌神经的耳颞支、来自颈丛的耳大神经、面神经的耳后支和迷走神经的耳支。当刺激外耳道时，常引起反射性咳嗽，这是迷走神经受刺激的缘故。

外耳的淋巴流入耳前淋巴结、耳后淋巴结、耳下淋巴结，少数流入颈浅淋巴结和颈深淋巴结。

（二）中耳

中耳包括鼓室、咽鼓管、鼓窦和乳突4个部分。

1. 鼓室

鼓室位于鼓膜和内耳外壁之间。前面借咽鼓管与鼻咽部相通，向后借鼓窦入口与鼓窦相通，内有听骨、肌肉、韧带和神经。鼓室黏膜和咽鼓管、鼓窦黏膜相连续。

鼓室有上、下、内、外、前、后6个壁（图3-3）。

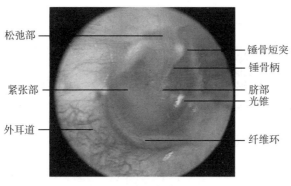

图3-3　鼓膜表面标志（右）

（1）上壁：亦称鼓室盖，是一层薄骨板，将鼓室与颅中窝分隔，向后和鼓窦盖相连。

（2）下壁：为一层薄骨板，将鼓室和静脉球分隔，向前和颈内动脉管的后壁相连。

（3）内壁：即内耳的外壁，中部有一隆起名鼓岬，为耳蜗的基底所在处。鼓岬的后上方有前庭窗，又称卵圆窗，镫骨底板借环状韧带将其封闭。鼓岬的后下方有蜗窗，亦称圆窗，通入耳蜗鼓阶，圆窗为一膜封闭，又称第二鼓膜，或圆窗膜。前庭窗上方有面神经水平段，少数面神经直接暴露于鼓室黏膜下，是急性中耳炎出现面神经瘫痪的原因之一。

（4）外壁：大部分为鼓膜。鼓膜为8mm×9mm的椭圆形、灰白色的半透明薄膜，厚约0.1mm，呈浅漏斗状，凹面向外，鼓膜与外耳道底约呈45°角，婴儿鼓膜的倾斜度更大。鼓膜分两部分，其上方小部分称松弛部，薄而松弛。其余大部分鼓膜称紧张部。紧张部的鼓膜分为3层：外层是复层鳞状上皮，中层由纤维组织组成，内层为黏膜层是扁平上皮。

（5）前壁：有咽鼓管鼓室口，鼓室借咽鼓管与鼻咽部相通。

（6）后壁：后壁的上部有鼓窦入口，自上鼓室通入鼓窦，为中耳炎症向乳突气房扩散感染的通道。鼓室后壁为外耳道后壁的延续，有面神经垂直段通过，该垂直段位于面神经水平段交界处的后面。

2.咽鼓管

成人咽鼓管全长约35mm，内1/3为骨部，外2/3为软骨部，是沟通鼻咽腔和鼓室的管道，也是中耳感染的主要途径。咽鼓管口位于鼓室前壁，然后向前下、内通入鼻咽部侧壁。咽鼓管黏膜为纤毛柱状上皮，与鼻咽部及鼓室黏膜连续，纤毛的运动向鼻咽部，使鼓室内的分泌物得以排出。咽鼓管的鼻咽端开口在静止状态时是闭合的，在张口、吞咽、歌唱或呵欠等动作时开放，空气趁机进入鼓室，以保持鼓室内外的气压平衡。婴儿和儿童的咽鼓管较成人短而平直，口径相对较大，当鼻及鼻咽部感染时较成人易患中耳炎。

3.鼓窦

鼓窦为上鼓室后上方的一含气腔，是鼓室和乳突气房间的通道。

4.乳突

乳突内含许多小气房，各房彼此相通。根据气房的发育程度可将乳突分为3型。①气化型：占80%，气房发育良好，气房间隔很薄，乳突外层骨质也薄。②硬化型：气房未发育，骨质致密。③板障型：气房小而多，气房间隔较厚，外层骨质较厚，颇似头盖骨的板障构造。

（三）内耳

内耳又称迷路，位于骨岩部内，外有骨壳名骨迷路，内有膜迷路，膜迷路内含内淋巴液。膜迷路与骨迷路间含外淋巴液。

1.骨迷路

骨迷路由耳蜗、前庭和半规管组成。

（1）耳蜗：形似蜗牛壳，为螺旋样骨管，骨蜗管便被基底膜和前庭膜分隔成前庭阶、鼓阶和膜蜗管3个管道。蜗管内储内淋巴，为一封闭的盲管。前庭阶和鼓阶内储外淋巴，并在蜗顶借蜗孔相交通。

（2）前庭：位于耳与半规管之间，呈椭圆形，前接耳蜗，后接3个半规管，前庭外壁为鼓室内侧壁的一部分，有前庭窗及蜗窗。

（3）半规管：位于前庭的后上方，为3个互相垂直的半环形的骨管。根据其所在的位置分外（水平）半规管、上（垂直）半规管和后半规管。

2.膜迷路

膜迷路形状与骨迷路相同，借纤维束固定于骨迷路壁上，悬浮于外淋巴液中。

（1）蜗管：为膜性螺旋管，介于前庭阶和鼓阶之间。蜗尖端为盲端，下端借连合管通入球囊，内含内淋巴液。其切面呈三角形，上壁为前庭膜；外侧壁增厚与骨蜗管的骨膜接连，名血管纹；底壁为基底膜，由支柱细胞，内、外毛细胞和胶状盖膜构成螺旋器，亦称柯蒂器，是耳蜗神经末梢感受器。

（2）椭圆囊和球囊：两者均在骨前庭内，囊内各有一个囊斑，其构造相同，由支柱细胞和感觉毛细胞的神经上皮所组成，毛细胞的纤毛上覆盖一层含有石灰质的胶质体，名耳石。椭圆囊斑大部分位于囊的底壁，小部分位于囊的前壁。球囊斑居于囊的内侧壁上。囊斑为重力和直线加速度运动平衡的外周感受器。

（3）膜半规管：附着于骨半规管的外侧壁，膜半规管的壶腹内各有壶腹嵴，由支柱细胞和感觉细胞的神经上皮组成，毛细胞的纤毛较长，为一胶质膜覆盖，名壶腹嵴顶，亦称终顶，为角加速度感受器。

3.内耳血管和神经

内耳的血管大部由基底动脉或小脑前下动脉分出的内听动脉所供给，间有耳后动脉之茎乳支供给分布于半规管。听神经在脑桥和延髓间离开后，偕同面神经进入内耳道，在内耳道分为耳蜗和前庭两支。

第二节　耳的听觉生理

耳为一特殊感觉器官，接受听觉及平衡觉。外耳和中耳具有传导声音的作用，内耳除可传导声音，还含有两种感受器（终器），一为感受声音的螺旋器，另为感受平衡觉的壶腹嵴、椭圆囊和球囊斑。声音除通过鼓膜和听骨链传入内耳外，还可通过颅骨传导到内耳，前者称空气传导（简称气导），后者称骨传导（简称骨导）。正常情况下，以空气传导为主（图3-4）。

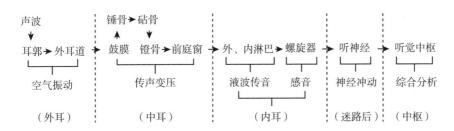

图3-4　空气传导途径

通常声波经外耳→鼓膜→听骨链→前庭窗→内耳淋巴，继而形成听觉。从听觉生理功能看，外耳起集音作用，中耳起传音作用，将空气中的声波传入内耳。内耳具有感音功能。镫骨足板的振动激动内耳淋巴产生波动，从而引起蜗窗膜朝相反的方向振动。内耳淋巴波动时即振动基底膜，导致其上的螺旋器的听毛细胞受到刺激而感音。耳蜗的外、内淋巴属传音部分；当外淋巴波动缓慢时，液波由前庭阶经蜗孔传至鼓阶而使蜗窗外凸；若为急速流动，则处于液波途中的蜗管及其内容物即径向鼓阶移动。

骨传导（bone conduction）即声波直接经骨途径使外淋巴发生相应波动，并激动耳蜗的螺旋器产生听觉。在正常听觉功能中，由骨导传入耳蜗的声能甚微，故无实用意义；但因骨导听常用于耳聋的鉴别诊断，因而应注意。声波从骨传到耳蜗时其主要作用是使耳蜗壁发生振动，而耳蜗壁振动又可引起内耳感受器的兴奋。

第三节　专科辅助检查

耳聋耳鸣专科辅助检查主要包括听力学检查和影像学检查。

听力学检查的目的是测定受试者听觉系统的功能是否正常、听力障碍程度、耳聋的类型，以及病变的位置等。听力检查方法很多，可分为主观测听法和客观测听法两大类。

主观测听法又称行为测听，它要依靠受试者对刺激声信号进行主观判断，并作出行为反应。因此，可受到受试者主观意识及行为配合的影响，故在某些情况下（如弱智、婴幼儿、精神障碍者、伪聋等），其结果可能不完全反映受试者的实际听功能水平。主观测听法包括语音检查法、音叉试验、纯音听阈检查法、阈上功能检查法、自动描记测听（Bekesy自描测听）法等。

客观测听法无须受试者的行为配合，不受其主观意识的影响，故结果客观、可靠，但也可受到测试方法及技术条件的影响。临床上常用的客观测听法有声导抗测量法、耳电图测试、听脑干反应测试、耳声发射测试以及多频稳态测听等测试。

临床最常用有纯音测听（图3-5）、声导抗（图3-6）、耳声发射。影像学检查主要包括CT和MRI，可以帮助发现耳的器质性病变。

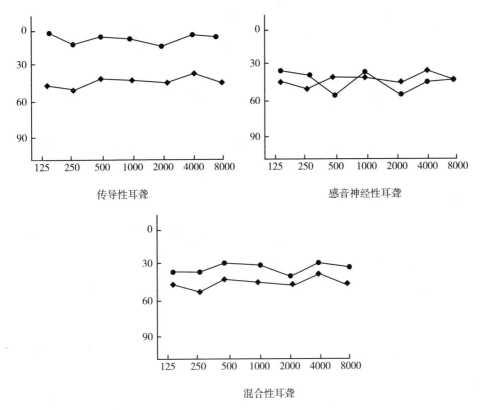

图3-5　纯音测听

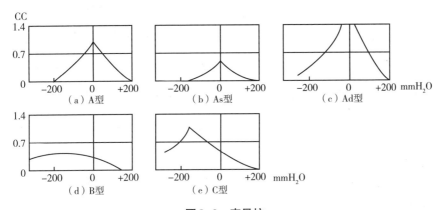

图3-6　声导抗

（A型：中耳功能正常；As型：见于耳硬化、听骨固定和鼓膜明显增厚等；Ad型：鼓膜活动度增高，如听骨链中断、鼓膜萎缩、愈合性穿孔以及咽鼓管异常开放时；B型：股室积液和中耳明显粘连者；C型：咽鼓管功能障碍。）

第四节 耳鸣耳聋的分类

一、耳聋

按耳聋出现的时间，可分为先天性聋（congenital deafness）和后天性聋（acquired deafness）两大类。

按病变的性质可分为器质性聋（organic deafness）和功能性聋（functional deafness）。在器质性聋中，按病变的发生部位又可分为传导性聋（conductive deafness）、感音神经性聋（sensorineural deafness）和混合性聋（mixed deafness）3 类。在感音神经性聋中，由耳蜗听觉感受器病变引起的聋称感音性聋（sensory deafness）或耳蜗性聋（cochlear deafness），病变位于听神经者，则称神经性聋（nervous deafness），由蜗核平面以上各级听觉传导径路的病变引起的聋称中枢性聋（central deafness）或中枢神经性聋。也可将听神经和（或）其中枢通路病变所致之耳聋统称为蜗后性聋（retrocochlear deafness），而将听觉皮层中枢的病变引起的耳聋称为皮层聋。有学者认为，内耳中的内、外淋巴液和基底膜均属传音结构，故将该处病变引起的聋称为耳蜗传导性聋（cochlear conductive deafness）。功能性聋又称精神性聋（psychogenicdeafness），包括癔症性聋。此外，尚有诈聋（simulaterdeafness），又称夸大性聋，伪聋。按耳聋和言语功能发育的时间关系可分为语前聋（prelingual deafness）和语后聋（postlingual deafness）。

1.传导性聋

外耳和中耳的病损，特别是中耳的病损，均可不同程度地影响其传音及增益功能，引起传导性听力损失（conductive hearing impairment），如外耳道先天性或后天性闭锁、中耳畸形、各种原因引起的外耳道堵塞（炎症、异物、肿瘤等）、鼓膜穿孔、各种急慢性中耳炎及其后遗症、耳硬化症、听骨链脱位、中耳肿瘤等。

2.感音神经性聋

感音神经性聋系由耳蜗和听神经病变所致之聋。亦有学者将蜗核以上各级传导径路病变引起的听功能障碍也包含在内。基于听力学和影像学的迅速进步，目前已经能够在临床实践中区别耳蜗病变所致之感音性聋（或称耳蜗性聋）和听神经及听觉传导通路病变所致之蜗后性聋。

在感音神经性聋中以感音性聋居多，如遗传性聋、药物中毒性聋、感染性聋、特发性突聋、梅尼埃病、自身免疫性内耳病、噪声性声损伤等。

3.蜗后性聋

蜗后性聋系由听神经和（或）其中枢通路的病变所致的耳聋。

蜗后性聋的病因有：

（1）颅内肿瘤：听神经瘤、脑桥小脑角其他原发性肿瘤（如脑膜瘤、胶质瘤）、先天性胆脂瘤或转移癌（如乳腺癌、前列腺癌、支气管恶性肿瘤等）。耳聋多为单侧，晚期两耳受累，常合并眩晕、平衡失调等前庭症状，可引起面瘫及其他脑神经症状。

（2）多发性硬化等脑干脱髓鞘病损：可引起耳聋和眩晕，耳聋可发生于单耳或双耳，言语识别率往往比纯音听力下降更为严重。耳部症状与多发性硬化的病程有关。伴有其他脑神经症状。

（3）炎症：结核性脑膜炎、梅毒等可引起神经性聋；通常由肺炎球菌引起的软脑膜炎（leptomeningitis）偶可引起两耳突聋，且耳聋大多严重。

（4）听神经病。

（5）其他：脑血管意外、脑血管病、脑干伤等。

4.混合性聋

混合性聋为耳的传声系统和感音神经系统两部分均有病损，而不论两者是受同一疾病所累，或由不同疾病所致，即出现混合性聋。如急性或慢性化脓性中耳炎合并迷路炎，晚期耳硬化症，爆震声导致鼓膜穿孔及内耳损伤，感音神经性聋合并分泌性中耳炎、听骨链中断伴突发性聋、粘连性中耳炎伴梅尼埃病等。混合性聋的纯音听力图为：气导听阈和骨导听阈皆提高，但气、骨导间出现差值，而不论气、骨导差仅限于某几个频率或全部频率。

5.功能性聋

功能性聋由精神心理因素引起，又称心理性聋、非器质性聋、癔症性聋、假性器质性聋等，对有伴发症状者必须排除器质性病变如癫痫、心血管疾病、颅内占位性病变等。诊断应注意精神类疾病史，纯音测听检查多为双耳重度聋或全聋，缓慢发生者可能为单侧发病，声导抗、耳声发射、听性脑干反应等客观测听多无异常发现。

6.伪聋

伪聋即装聋，听觉系统无器质性病变，听力正常。

二、耳鸣

　　根据耳鸣发源部位可以分为耳源性耳鸣、非耳源性耳鸣；根据耳鸣的病变部位可分为传导性耳鸣、感音神经性耳鸣、中枢性耳鸣；根据耳鸣的病理生理特点分为生理性耳鸣、病理生理性耳鸣、病理性耳鸣、心理性耳鸣、假性耳鸣等；根据患者的感受情况分为主观性耳鸣和客观性耳鸣；根据耳鸣的发生情况分为自发性耳鸣和诱发性耳鸣；根据耳鸣的病因分为噪声性耳鸣、药物性耳鸣、中毒性耳鸣、外伤性耳鸣等；根据耳鸣声的来源分为神经源性耳鸣、血管源性耳鸣、肌源性耳鸣、呼吸性耳鸣等；根据耳鸣的音调分为低调性耳鸣、高调性耳鸣、复合音耳鸣；根据耳鸣的持续时间分为持续性耳鸣、间歇性耳鸣、发作性耳鸣；根据听力情况分为伴有听力损失的耳鸣、不伴有听力损失的耳鸣等。

　　为了便于诊断与治疗，最为实用的分类法是根据病因及功能障碍部位的分类。耳鸣不应包括声音幻觉及错觉，亦有认为不包括来自身体其他部位的声音，如血管搏动声、腭咽喉肌阵挛的"咔哒"声、咽鼓管异常开放的呼吸声，称为"客观性耳鸣"。颅内的鸣声，称为颅鸣，实为来自双耳立体声的听觉作用的表现形式。耳鸣部位的诊断及病因诊断常常交杂在一起，通常根据功能障碍的部位而做出耳鸣的定位诊断。但是，相同部位的病变可能有着多种病因，如耳蜗的病变，可由噪声、药物、衰老等损害所致。且耳鸣的发生，往往是某一部位的病变达到某种程度所致。故在临床上，对耳鸣的了解与处理常常取决于听功能障碍的部位。但是由于对耳鸣的发病机制尚无深入的了解，因而引起耳鸣的确切解剖部位尚难确定。耳鸣常为许多疾病的伴发症状，也是一些严重疾病（如听神经瘤）的首发症状，且常与听觉疾病同时存在，如耳聋及眩晕，且表现为首发症状，故临床上应加以重视。常用分类如下：

1.耳源性耳鸣

大多指感音神经性耳鸣或主观性耳鸣。耳鸣的产生的病变部位位于听觉系统。

（1）外耳病变：耳郭、外耳道软骨或骨部的病变，阻碍声波传入中耳，环境噪声的隔绝导致体内产生的微弱声音相对增强而造成耳鸣。

（2）中耳病变：中耳的病变同样使环境噪声对体内生理性杂音的掩蔽作用减弱。另外鼓室内病变如颈静脉体瘤等可引起搏动性耳鸣。

（3）耳蜗病变：耳蜗病变所致耳鸣的机制尚不明确，大部分学者认为这种耳鸣使病变部位的自发性放电活动所致。

（4）蜗后病变：蜗后病变压迫听神经所造成的机械性刺激，可产生异常的神经冲动而导致耳鸣。包括内耳道和脑桥小脑角病变，如听神经瘤、脑膜瘤、胆脂瘤、炎症或血管异常等。

（5）中枢听觉径路病变：中枢听觉径路病变累及蜗核与听皮层间的传入或传出神经纤维等，皆能对听觉传导径路反射弧造成干扰，同样导致耳鸣，上述耳鸣统称为中枢性耳鸣。

2.非耳源性耳鸣

又称他觉性耳鸣，多指体声。

（1）血管源性耳鸣：颈动脉或椎动脉系统的病变，如动-静脉瘘和动脉瘤，常产生与脉搏同步的搏动性杂音。

（2）肌源性：肌源性耳鸣最常见的原因是腭肌阵挛，腭肌阵挛多由精神因素引起，也可由神经病变如小脑、脑干损害所引起。此外中耳肌包括镫骨肌或鼓膜张肌痉挛性收缩亦可产生节律性"咔哒"声，用声导抗进行检测可发现耳鸣的发生与声导抗的改变是同步的。

（3）咽鼓管病变（咽鼓管异常开放）：咽鼓管周围脂肪组织消失或其他原因可导致其异常开放，使患者听到与呼吸节律同步的耳鸣声。

（4）颞颌关节病：牙齿咬合不平衡或颞颌关节炎可引起耳鸣。

3.其他

许多患者的耳鸣常未能发现原因，其他有可能的病因包括：

（1）疾病性耳鸣：甲状腺功能异常、糖尿病、颈椎病、多发性硬化、Paget病、碘或锌缺乏、贫血、偏头痛、高血压病、高脂血症、肾病、自身免疫性疾病等。

（2）精神心理耳鸣：包括幻听及听像。

第五节　发病机制

根据耳聋的分类有不同的发病机制。在声音传导径路上任何结构与功能障碍，都会导致进入内耳的声能减弱，所造成的听力下降为传导性听力损失。听力损失的程度，可因病变部位和程度不同而有差别，气传导功能损失有轻重。而感音性、神经性或中枢性聋则是因为螺旋器毛细胞、听神经、听觉传导径路或各级神经元受损害，致声音的感受与神经冲动传递障碍以及皮层功能缺如。以突发性耳聋为例，有学者认为该病是由微循环障碍、病毒感染、免疫损害、内淋巴积水和膜迷路破裂、应激性因素和精神心理因素等引起，其中主要是内耳血管栓塞、内耳微血管的血栓形成或者内耳微血管痉挛狭窄导致的内耳微循环障碍学说。血管内皮细胞发生功能或器质性改变、血液内成分发生异变和血管动力学的异常都可导致微循环障碍，致使内耳血流量供不应求，氧含量也随之降低，最终造成听力减退。学者们通过研究内耳血供发现，内耳的供血动脉是一种终末动脉，大部分迷路动脉是从小脑下动脉发出的分支，因为几乎没有旁路或侧支循环，当其中任何一个环节存在障碍或受到影响，如发生血管痉挛、血栓形成或血栓阻塞，侧支循环无法快速建立，极易引起微循环障碍，这样会对内耳功能造成严重的影响。如出现头部供血不足，身体会选择性先给大脑提供相应的血液和氧气，维持正常的心脏泵血和肺脏通气功能，而内耳血流供应相对减少，内耳细胞对缺血、缺氧的敏感性导致听觉细胞和神经细胞的功能甚至正常结构将受到不可逆的破坏，从而表现为听力下降、耳鸣，伴或不伴眩晕等。

病毒感染也可能是诱发突发性耳聋发生发展的一个因素，大部分病毒，包括带状疱疹病毒、乙型流感病毒、腮腺炎、肠病毒及麻疹病毒是通过血液进入淋巴引起螺旋器感觉细胞感染的途径损伤内耳，人免疫缺陷病毒感染本身或合并机会性病原体，如原虫和真菌等也可引起听力损失。免疫损害也可能导致突发性耳聋的发生与发展，糖皮质激素的抗炎、免疫抑制等作用机制对突发性耳聋治疗有效，进而可推断突发性耳聋的发生可能和免疫损害相关。另外，内淋巴积水、应激性因素和精神心理因素等也参与突发性耳聋的发生与发展。内耳在缺氧状态下，Na^+、K^+、Ca^{2+}等离子交换异常，内淋巴液产生过多或回流受阻均会导致内淋巴积水，听力也会受到影响。我们可以从应激障碍理论中得知：情绪异常、焦虑、突发事件等应激性和心理因素可造成微循环系统的紊乱，导致听力损失。

耳鸣的机制尚未完全阐明，关于其损伤及进展理论假说较多，目前仍主要以Jastreboff 的神经生理学模式较为广泛接受。Jastreboff（1990）提出，耳鸣产生于听觉皮层下中枢对神经末梢的微弱信号的觉察和处理过程中。与自主神经系统（autonomic nerve system）和边缘系统（limbic system）密切相关。在耳鸣产生机制中，耳蜗、听皮层下核团、自主神经系统、边缘系统以及皮层区相互作用。

耳蜗可能是耳鸣发生的起源部位，它的损伤促使中枢系统发生可塑性变化，让耳鸣持续存在，而边缘系统参与耳鸣的发生发展，使耳鸣的感知更加强烈。耳蜗核由耳蜗背侧核和耳蜗腹侧核组成，是听力上行通路的首个核团，因此可能是耳鸣起源部位；下丘作为听力传导的中继站，控制着整个听觉系统的兴奋和抑制，可能是耳鸣发病的关键环节之一；听觉皮层负责接收信息并整合其他感觉系统的传入，它的变化直接影响耳鸣的感知与调节。在正常生理情况下，听觉通路低层面的神经纤维自发放电不会被大脑听觉皮层感知，但当神经源自发放电节律或频率改变、耳蜗的机械功能障碍、耳蜗微动力学活动加强、耳蜗内机械反馈作用等都会造成异常自发放电，被听觉中枢误以为声音而感知和接收，形成耳鸣。外周听觉系统区域发生损伤后，异常神经活动对中枢长期刺激。这些刺激会被中枢界定为不良刺激，中枢系统在适应刺激过程中，可能导致相应神经元的突触活动异常，引起大脑皮质某些区域的改变，从而激发中枢系统结构和功能发生可塑性重组。这种可塑性变化可能使耳鸣持续存在，导致耳鸣源于耳蜗而存在于中枢。当听觉中枢接收刺激信号传至大脑皮质，被识别为耳鸣时，大脑皮质下中枢将此种声信号送至大脑边缘系统并激活，使皮层下中枢更容易识别出耳鸣。而边缘系统与情感、记忆等心理活动密切相关，因此，耳鸣常伴不安、忧虑、焦躁、易怒、抑郁甚或恐惧等一系列情感障碍，这些不良情绪加深患者对耳鸣的感觉，使患者持续感知到耳鸣，且对于之前的感觉更加强烈。与此同时，记忆过程开始启动，使大脑皮质将此种声音感知存储为信号，形成耳鸣-情绪障碍-耳鸣增强的恶性循环。由此可见，耳鸣的发病机制比较复杂，与多方面的作用有关，而周围环境、情绪障碍等因素的影响会加重耳鸣的病程。

第六节　诊治流程

一、耳聋

耳聋治疗一般原则是，早期发现、早期诊治，适时进行听觉言语训练，适当应用人工听觉。目前尚无特效药物或手术疗法能使感音神经性聋患者完全恢复听力。

1.药物疗法

发病初期及时正确用药是治疗成功的关键。首先应根据耳聋病因与类型选择适当药物。例如：对已在分子水平查明遗传缺陷的遗传性聋，可探索相应的基因疗法，对病毒或细菌感染致聋的早期可试用抗病毒、抗细菌药物，对自身免疫性聋可试用类固醇激素和免疫抑制剂。激素治疗常用的两种给药途径为全身应用糖皮质激素和鼓室内注射治疗，通过作用于内耳组织发挥其抗炎、扩血管、消水肿、改善内耳代谢循环、免疫抑制等作用。对因某些必需元素代谢障碍引起的感音神经性聋可试用补充缺乏元素或纠正代谢障碍的药物。此外，临床较常用的辅助治聋药物有血管扩张剂、降低血液黏稠度和血栓溶解药物、神经营养药物以及能量制剂等，应用血管活性药物通过调节、改善血管功能，保障血流灌注为内耳细胞提供氧供、能量，同时完成代谢。目前临床使用药物包括前列地尔、银杏叶提取物、低分子右旋糖酐、三七提取物、盐酸氟桂利嗪、丹参川芎嗪等。抗血栓形成和促血栓降解剂通过分解纤维蛋白原，改变血管内细胞成分数量和功能，从而导致血流动力学的改变，增大血流量，给内耳细胞带来更多的血液和氧气，临床常用药物为巴曲酶。神经营养类药物可以促进机体新陈代谢，改善内耳微循环，修复受损的神经细胞以及促进神经纤维再生。临床上常见的药物包括鼠神经生长因子、甲钴胺和维生素类等。临床可酌情使用。

2.高压氧疗法

单纯高压氧治疗感音神经性聋无肯定疗效，但对早期药物性聋、噪声性聋、突发性聋、创伤性聋等有一定辅助治疗作用。

3.手术疗法

着眼于改善局部血液循环，使内耳可逆损害部分恢复功能。对双耳重度或极度聋患者可选择较重侧试行内听道肌肉血管连接术（meatomyosvnangiosis）或内淋巴囊血管重建术（endolymphatic sac revascularization）等。

4.助听器选配

5.植入式助听技术

6.听觉言语训练

先天性聋患儿不经听觉言语训练，必然成为聋哑人；双侧重度听力障碍若发生在幼儿期，数周后言语能力即可丧失；即使已有正常言语能力的儿童，耳聋发生以后数月，原有的言语能力可逐渐丧失。因此，对经治疗无效的双侧中重度、重度或极重度聋学龄前儿童，应及早借助助听器或植入式助听技术等人工听觉，运用言语仪、音频指示器等适当仪器，进行听觉言语训练，使患儿能听懂（或唇读）他人口头语言，建立接受性与表达性语言能力。

二、耳鸣

目前，耳鸣的治疗还存在着较大的困难，因为引起耳鸣的疾病与因素极多，有时难以做出正确的病因、病变部位的诊断，而即使能做出病因及病变部位的诊断，病因治疗有时也存在困难，或者，即使引起耳鸣的疾病得到治疗，而耳鸣仍然存在。故有学者认为相对于"治疗"一词，不如代以"处理"一词更为恰当。因此，尽管耳鸣的治疗方法很多，但迄今尚无特殊有效的方法。但是，在临床实际中，耳科医师不能断然告诉患者耳鸣无治疗方法，以免引起患者新的心理障碍。耳鸣治疗效果的评价是：耳鸣的减轻及焦虑的解除，并非如其他疾病一样称为治愈。此外，对耳鸣的治疗并不是一位临床医师能够解决的，必须由耳鼻咽喉科医师、听力学家、神经学家、精神科医师、心理学医师等共同研究制定治疗方案。

1.病因治疗

病因治疗是医学上首要而且是最理想的治疗方法。病因治疗可分外科手术治疗及内科药物治疗两种。

（1）外科手术治疗：外科治疗是对引起耳鸣的部分疾病进行手术治疗，如动静脉瘘、动脉瘤等。而耳蜗神经切断术、前庭神经切断术、听神经瘤的手术治疗、鼓丛神经切断术等对于耳鸣的疗效很难确定。这些手术除非是针对疾病本身的需要，否则，不应以外科手术作为治疗耳鸣的方法。

（2）内科药物治疗：用于治疗耳鸣的药物基本上分为两大类，一是伴发有耳鸣的基本疾病的治疗，二是对症治疗。

1）基本疾病的治疗：如对中耳炎、梅尼埃病、甲状腺功能异常等的药物治疗。此外，B族维生素（尤其是维生素B_{12}）、锌制剂、银杏叶制剂，可能有助于对无选择性耳鸣的治疗，但疗效尚待临床证实。低血糖可为耳鸣的病因，如耳鸣在睡眠后或清晨加剧，而饮用葡萄糖水，10~20分钟后耳鸣减轻即可证实。

2）对症治疗：可分两类，一为减轻耳鸣对患者的影响，一为耳鸣的抑制药。主要有以下几种药物。

①改善耳蜗血供：应用血管扩张剂可改善内耳血液循环，以达到治疗内耳疾病、消除或减轻耳鸣的目的。血管扩张剂如β-histine、前列腺素E2，钙离子拮抗剂类如盐酸氟桂利嗪、尼莫地平等。

②改善内耳组织的能量代谢：三磷酸腺苷和辅酶A等有助于细胞能量代谢及呼吸链功能，改善微循环，对早期耳蜗病变所致

耳鸣可以选用。

③利多卡因以及其他抗惊厥药：普鲁卡因、利多卡因等局部麻醉剂对神经轴突的接合处有阻滞作用，使听觉传导径路的异常节律过度活动得到控制，达到治疗耳蜗或蜗后病变所致的外周性或中枢性耳鸣。一般认为有60%～80%的短期或近期疗效。常用治疗耳鸣的口服抗惊厥药有酰胺咪嗪（卡马西平，carbomazepine），去氧苯比妥（扑痫酮，Mysoline），盐酸妥卡因酸（Tocoinide）和氯硝西泮（clonazepam）。

④麦奥那：麦奥那又称乙哌立松（eperijone hydrochloride，亦称myonol）是一种肌肉松弛剂，每日150mg，口服2周对耳鸣有明显疗效。

⑤抗焦虑、抗抑郁药：均有不同程度的副作用，甚至有些药物可加重耳鸣，故用药时应该慎重，且不能过量，可选用药物如多塞平（doxipinum）等。

⑥其他药物：如银杏制剂等，但其疗效尚待证实。

2.掩蔽疗法

掩蔽疗法为目前耳鸣治疗中较为有效的方法。实际上，许多耳鸣患者早已发现在嘈杂环境中耳鸣有减轻或消失的现象。掩蔽疗法的机制是基于耳鸣的外毛细胞补偿学说，即耳蜗某部位的外毛细胞受损时，其邻近的正常毛细胞将加强其电机械作用以试图补偿之，如补偿活动的能量超过了正常值就会产生耳鸣。故产生了临床上用掩蔽声置于患耳而使外毛细胞的"补偿"活动受到抑制，来减轻耳鸣的方法。从心理学角度看，耳鸣患者对掩蔽声听起来比自身的耳鸣声愉快，掩蔽器发出的掩蔽声可由患者自己调

节音量并选择是否使用，可取得较好的效果

3.电刺激疗法

电刺激疗法（electrical stimulation therapy）是指利用电流直接刺激听觉系统达到抑制耳鸣的目的。根据电刺激电极部位分为外刺激（或外耳）及内刺激（中耳及内耳）两类。治疗对象主要为耳蜗性耳鸣患者，这种方法目前极少应用于临床。

4.耳鸣习服疗法

耳鸣习服疗法又称再训练法。目的是使患者尽快达到对耳鸣的适应和习惯，主要方法则是由专科医师定期给予习服训练的详细指导，包括耳鸣不全掩蔽、松弛训练、转移注意力和心理咨询等。患者应长期坚持训练，并且必须使用如耳鸣掩蔽器、音乐光盘、磁带等以协助达到对耳鸣适应和习惯的目的。

5.经颅磁刺激疗法

经颅磁刺激疗法是一种皮质刺激疗法，其通过电流对大脑皮质产生刺激，作用于大脑特定区域，改变大脑皮质电生理活动，不仅无痛无创，还操作简便、安全。有文献报道，经颅磁刺激疗法对失代偿性耳鸣患者的治疗效果非常明显。且重复经颅磁刺激能够引起大脑皮质长时间的兴奋或抑制，其治疗慢性耳鸣、抑郁症、癫痫等疾病的疗效已得到证实，但2014年美国耳鼻咽喉头颈外科学会《耳鸣临床应用指南》及2019年的《欧洲多学科耳鸣指南：诊断、评估和治疗》并不推荐将经颅磁刺激作为慢性耳鸣的常规治疗，其有效性和安全性还需进一步探讨。

6.心理咨询

根据世界卫生组织报告，耳鸣在很大程度上会引起其他损害，包括情感、思维及睡眠等，严重时会引起焦虑和抑郁。心理因素通过不同的途径影响耳鸣，通过改善心理可以有效提高耳鸣的治愈效果，提高患者的生活质量，因此心理疗法具有一定的价值，临床需引起工作人员的重视。在心理治疗过程中，通过相关的理论和技术来改变患者的情绪及认知，积极引导其行为，有助于减轻患者的内心障碍。同时，通过开展心理评估对由心理障碍引起的耳鸣患者进行临床治疗，可以减轻其耳鸣症状并提高生活质量。对于严重心理障碍患者，在进行心理治疗的过程中，可以考虑给予一定剂量的精神类药物进行适当的治疗。

7.行为认知疗法

行为认知疗法是一种针对存在认知思想问题、产生一定精神压力和消极想法，通过改变患者的看法与态度来改变不良心理问题的方法。对于轻度耳鸣或对生活及工作不存在严重影响的耳鸣患者可以采用这种疗法。除了病变情况外，对于一些轻度耳鸣，尤其是首次出现症状的患者一般不采用特殊方法治疗，可通过减轻其心理负担、转移注意力来解决耳鸣问题。行为认知疗法基于对患者认知、注意力等的改变来实现对耳鸣患者行为认知的改变，其通过降低大脑对耳鸣的敏感性，改变患者对耳鸣的认知，从而逐步达到适应耳鸣的目的。

8.耳鸣的联合治疗

耳鸣的治疗方法虽然很多，但很难确定何种治疗方法更为有效，基于此，除进行病因治疗外，可进行联合治疗——包括药物、生物反馈、声掩蔽、电刺激，以达到缩短治疗时间，减少具有副作用药物用量，增加协同疗效，可取得更为有效的结果。

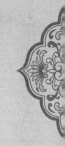

第四章
针灸治疗耳鸣耳聋的临床经验

第一节　针灸治疗耳鸣耳聋的古代经验

1.《内经》时期

《内经》认为耳鸣耳聋的发病与外在环境及人之脏腑经脉密切相关。《内经》中关于耳鸣耳聋的治法重在针刺，取穴丰富多样，具体条文记载如下。

《素问·生气通天论》："阳气者，烦劳则张，精绝，辟积于夏，使人煎厥。目盲不可以视，耳闭不可以听。"

《素问·阴阳应象大论》："年五十，体重，耳目不聪明矣。"

《素问·五脏生成》："徇蒙招尤，目冥耳聋，下实上虚，过在足少阳、厥阴，甚则入肝。"

《素问·诊要经终论》："少阳终者，耳聋。"

《素问·玉机真脏论》："脾为孤脏……其不及，则令人九窍不通，名曰重强。"

《素问·脏气法时论》："肝病者……虚则……耳无所闻……气

逆，则头痛耳聋不聪，颊肿，取血者。""肺病者……虚则少气不能报息，耳聋嗌干，取其经，太阴足太阳之外厥阴内血者。"

《素问·通评虚实论》："头痛耳鸣，九窍不利，肠胃之所生也。"

《素问·至真要大论》："厥阴之胜，耳鸣头眩，愦愦欲吐。"

《素问·热论》："伤寒……三日少阳受之，少阳主胆，其脉循胁络于耳，故胸胁痛而耳聋……九日少阳病衰，耳聋微闻……两感于寒者……三日则少阳与厥阴俱病，则耳聋囊缩而厥。"

《素问·热论》："热病先身重骨痛、耳聋、好瞑、刺足少阴，病甚为五十九刺。"

《素问·脉解》："所谓耳鸣者，阳气万物盛上而跃，故耳鸣也……所谓浮为聋者，皆在气也。"

《素问·刺禁论》："刺客主人内陷中脉，为内漏、为聋。"

《素问·缪刺》："邪客于手阳明之络，令人耳聋，时不闻音。刺手大指次指爪甲上去端如韭叶各一痏，立闻。不已，刺中指爪甲上与肉交者，立闻。其不时闻者，不可刺也。耳中生风者，亦刺之如此数，左刺右，右刺左……耳聋、刺手阳明，不已，刺其通脉，出耳前者。"

《素问·气交变大论》："岁火太过，炎暑流行，金肺受邪，民病……耳聋。"

《素问·五常政大论》："厥阴司天，风气下临，脾气上从……风行太虚，云雾摇动，目转耳鸣。"

《素问·六元正纪大论》："少阳司天之政……往复之作，民病……聋。"

《素问·至真要大论》："岁太阴在泉……湿淫所胜……民

病……耳聋，浑浑焞焞……厥阴之胜，耳鸣头眩，愦愦欲吐……厥阴司天，客胜则耳鸣掉眩……少阴司天，客胜……耳聋……少阳司天，客胜……耳聋。"

《灵枢·经脉》："小肠手太阳之脉……至目锐眦，却入耳中……是动则病……耳聋。"

《灵枢·口问》："人之耳中鸣者，何气使然？岐伯曰：耳者，宗脉之所聚也，故胃中空则宗脉虚，虚则下溜，脉有所竭者，故耳鸣，补客主人，手大指爪甲上与肉交者也……故上气不足，脑为之不满，耳为之苦鸣。"

《灵枢·决气》："精脱者，耳聋……脑髓消，胫酸，耳数鸣。"

《灵枢·海论》："髓海不足，则脑转耳鸣。"

《灵枢·邪气脏腑病形》："心脉……微涩为……耳鸣。"

《灵枢·终始》："少阳终者，耳聋。"

《灵枢·经脉》："小肠手太阳之脉……是主液所生病者，耳聋……三焦手少阳之脉……是动则病，耳聋浑浑焞焞。"

《灵枢·经筋》："手太阳之筋……结于耳后完骨：其支者，入耳中：直者，出耳上。""其病……应耳中鸣痛引。"

《灵枢·厥病》："耳聋无闻，取耳中；耳鸣，取耳前动脉；耳痛不可刺者，耳中有脓，若有干耵聍，耳无闻也；耳聋取手小指次指爪甲上与肉交者，先取手，后取足；耳鸣取手中指爪甲上，左取右，右取左，先取手，后取足。"

《灵枢·热病》："热病身重骨痛，耳聋而好瞑，取之骨，以第四针五十九刺……热病不知所痛，耳聋，不能自收，口干，阳热甚，阴颇有寒者，热在髓，死不可治。"

《灵枢·刺节其邪》："耳无所闻……刺其听宫。"

《灵枢·杂病》："聋而不痛者，取足少阳；聋而痛者，取手阳明。"

综上，《内经》对耳鸣耳聋病因病机的认识，可归纳如下：六淫所犯、经气逆乱、精气不足、脾胃虚弱、外伤致聋、耳脓进一步发展成耳聋（笔者按：可能由化脓性中耳炎所致）；《内经》主要以针刺治疗耳鸣耳聋，取穴有天牖、偏历、阳溪、商阳、合谷、少商、听宫、听会、耳门、关冲等。缪刺法先取手经、后取足经，左刺右，右刺左。

2.魏晋时期

此时期的主要针灸著作为皇甫谧《针灸甲乙经》，《针灸甲乙经》对于耳鸣耳聋治疗的总则和具体方案见以下条文。

"肾者主为外，使之远听，视耳好恶，以知其性。"

"耳者肾之官……肾在窍为耳。然则肾气上通于耳……五脏不和，则九窍不通。"

"肾大则（一本云耳聋或鸣，汁出）……"

"黑色小理者肾小，粗理者肾大，耳高者肾高，耳后陷者肾下，耳坚者肾坚，耳薄不坚者肾脆，耳好前居牙车者肾端正，耳偏高者肾偏倾。凡此诸变者，持则安，减则病也。"

"髓海……不足则脑转耳鸣……曰：调之奈何？曰：审守其俞而调其虚实，无犯其害；顺者得复，逆者必败。"

"精脱者耳聋。"

"小肠手太阳之脉……是主液所生病者，耳聋……""三焦手少阳之脉……是动则病耳聋。"

"手阳明之别，名曰偏历，去腕三寸……其别者入耳，会于宗脉。实则龋（音禹）齿耳聋。"

"手太阳厥逆，耳聋……"

"心脉……微涩为……耳鸣癫疾。"

"邪客于手阳明之络，令人耳聋，时不闻音，刺手大指次指爪甲上端如韭叶，各一，立闻。不已，刺中指爪甲上与肉交者，立闻。其不时闻者，不可刺也。耳中生风者，亦刺之如此数，右取左，左取右。"

"三日少阳与厥阴俱病，则耳聋囊缩而厥。"

"热病，先身重骨痛，耳聋好瞑，刺足少阴，病甚者为五十九刺。"

"聋……少泽主之。""发聋……后溪主之。"

"热病……耳鸣，聋无所闻，阳谷主之。""耳聋鸣，窍阴皆主之。"

"耳鸣聋……侠溪主之。"

"耳聋恶风……束骨主之。"

"心悬如饥状，善耳鸣……鬲俞、偏历主之。"

"头痛耳鸣目瘛，中渚主之。"

"曰：人之耳中鸣者何？曰：耳者，宗脉之所聚也。故胃中空则宗脉虚，虚则下，溜脉有所竭者，故耳鸣。补客主人，手大指甲上与肉交者。"

"耳聋，取手少指（《太素》云少指次指）爪甲上与肉交者，先取手，后取足。耳鸣，取手中指爪甲上，左取右，右取左，先取手，后取足。聋而不痛，取足少阳；聋而痛，取手阳明。耳鸣，百会及颔厌、颅息、天窗、大陵、偏历、前谷、后溪皆主之。耳痛聋鸣，上关主之，刺不可深。耳聋鸣，下关及阳溪、关冲、液门、阳谷主之。耳聋鸣，头颔痛，耳门主之。头重，颔痛，引耳中㤭㤭嘈嘈，和髎主之。聋，耳中癫溲若风，听会主之。耳聋填填如无闻，㤭㤭嘈嘈若蝉鸣，颊鸣，听宫主之。下颊取之，譬如破声，刺此（即《九卷》所谓发蒙者）。聋，翳风及会宗、下关主之。耳聋无闻，天窗主之。耳聋，嘈嘈无所闻，天容主之。耳鸣无闻，肩贞及完骨主之。耳中生风，耳鸣耳聋时不闻，商阳主之。聋，耳中不通，合谷主之。耳聋，两颞痛，中渚主之。耳浑浑无所闻，外关主之。卒气聋，四渎主之。"

综上，《针灸甲乙经》继承了《内经》对耳鸣耳聋的致病理论和诊治思想，诊治上多取少泽、商阳、听宫、下关、阳溪、关冲、液门、阳谷、耳门、百会、颔厌、颅息、天窗、大陵、偏历、前谷、后溪、中渚等。

3.隋唐时期

《备急千金要方》卷三十《孔穴主对法》中，记载了一些治疗耳鸣耳聋的腧穴。

"上关、下关、四白、百会、颅息、翳风、耳门、颔厌、天窗、阳溪、关冲、液门、中渚主耳痛鸣声。"

"天容、听会、听宫、中渚主聋嘈嘈若蝉鸣。"

"天牖、四渎主暴聋。"

"外关、会宗主耳浑浑淳淳，聋无所闻。"

"前谷、后溪主耳鸣，仍取偏历、大陵。"

"腕骨、阳谷、肩贞、窍阴、侠溪主颔痛，引耳嘈嘈，耳鸣无所闻。"

"商阳主耳中风聋鸣。"

《千金翼方》亦有耳鸣耳聋针灸治疗的记载。

"耳聋鸣，客主人一名上关，在听会上一寸动脉宛宛中，针入一分，主耳聋鸣如蝉。

又耳脓出，亦宜灸，日三壮至二百壮，侧卧张口取之。又听会在上关下一寸动脉宛宛中，一名耳门，针入三分，主耳聋耳中如蝉鸣。通耳灸日五壮至七壮止，十日后还依前灸之，慎生冷、醋、滑、酒、面、羊肉、蒜、鱼、热食。又合谷在虎口后纵纹头，立指取之宛宛中，主耳聋飕飕然如蝉鸣，宜针入四分，留三呼五吸。忌灸，慎洗手，凡针手足，皆三日勿洗也。

耳风聋雷鸣，灸阳维五十壮，在耳后引耳令前筋上是。

耳聋不得眠，针手小指外端近甲外角肉际，入二分半，补之。

又针关冲，入一分半。补之。

又针腋门，在手小指次指奇间，入三分，补之。"

"耳聋，针客主人，一名上关，入一分，久留之，得气即泻。亦宜灸，日三七壮至二百壮，炷如细竹筋大，侧卧张口取之。"

隋唐时期记载的耳鸣耳聋病候，在治疗的选穴上继承了《针灸甲乙经》，且已经初步记载了针刺穴位时的深浅、补泻、留针时长，且有了灸的具体数量及疗程，还提出了相关饮食禁忌，进一步完善了治疗方案。

4.宋金元时期

宋金元时期对耳鸣耳聋治疗的讨论，多从方药的角度出发，在病因分类、病症发挥、治疗方法与方药上都有极大丰富。在相关针灸专著及综合医学书的针灸专篇中都有针灸在耳鸣耳聋疾病中应用的记载，较前取穴又有发挥，且针刺深度、灸的壮数更加详尽。

宋代的《铜人腧穴针灸图经》记载了与耳鸣耳聋相关的针灸治疗方法，主要体现在腧穴的主治中。

"百会一穴……治……耳鸣耳聋……针入二分，得气即泻，可灸七壮至七七壮止。"

"络却二穴……治耳鸣，可灸三壮。"

"颔厌二穴……治……耳鸣……针入七分，留七呼，灸三壮。"

"浮白二穴……治……耳鸣、嘈嘈无所闻……针入五分，可灸七壮。"

"颅息二穴……治……耳鸣……不宜针，即可灸七壮。"

"瘛脉二穴……治……耳鸣……可三壮，针一分。"

"翳风二穴……治……耳鸣……针入七分，可灸七壮。"

"肾腧二穴……治……耳聋……针入三分，留七呼，可灸，以年为壮。"

"天窗二穴……治耳鸣耳聋无所闻……可灸三壮，针入三分。"

"商阳二穴……治……耳鸣耳聋……可灸三壮，右取左，左取右，如食顷立已，针入一分，留一呼。"

"阳溪二穴……治……耳鸣……针入三分，留七呼，可灸三壮。"

"偏历二穴……治……耳鸣……针入三分，留七呼，可灸三壮。"

"前谷二穴……治……耳鸣……可灸一壮，针入一分。"

"腕骨二穴……治……耳鸣……可灸三壮，针入二分，留七呼。"

"阳谷二穴……治……耳聋耳鸣……可灸三壮，针入二分，留二呼。"

"液门二穴……治……暴得耳聋……针入二分，可灸三壮。"

"中渚二穴……治……耳聋……针入一分，可灸三壮。"

"外关二穴……治……耳聋无所闻……可灸三壮，针入三分，留七呼。"

"会宗二穴……治……耳聋……针入三分，可灸三壮。"

"三阳络二穴……治……耳卒聋……可灸七壮，切禁不可针。"

"四渎二穴……治……耳聋……可灸三壮，针入六分，留七呼。"

"侠溪二穴……治……耳聋……可灸三壮，针入三分。"

"束骨二穴……治……耳聋……可灸三壮，针入三分。"

《铜人腧穴针灸图经》治疗耳聋耳鸣选穴刺灸法继承前贤，量化了部分穴位针刺时间，并明确不宜针及禁针的穴位。

南宋《针灸资生经》卷四"耳鸣""耳聋"集中记录了针灸治疗的相关经验。

"上关、下关、四白、百会、颅息、翳风、耳门、颔厌、天窗、阳溪、关冲、掖门、中渚主耳鸣聋。（千）天容、听会、听宫、中渚主聋，嘈嘈若蝉鸣。腕骨、阳谷、肩贞、窍阴、侠溪主颔痛引耳，嘈嘈耳鸣无所闻。前谷、后溪主耳鸣。仍取偏历、太陵、商阳、主耳中风聋鸣，刺一分，留一呼，灸三壮，左取右，右取左，如食顷。明下云疗耳鸣聋。百会治耳鸣耳聋（铜）。络却治头旋耳鸣（铜）。浮白治耳鸣嘈嘈无所闻。和髎治耳中嘈嘈（见牙紧急）。上关治耳中如蝉声（见偏风）。耳门治耳鸣如蝉声（见停耳）。听会、听宫治耳蝉声（见耳聋）。瘈脉治头风耳鸣。偏历、阳溪、商阳（见热病无汗）、络却（见头旋）、腕骨、前谷治耳鸣。颔厌（见风眩）疗耳鸣（明）。肩贞主耳鸣无闻（甲身伤寒寒热）。颔厌（见偏头痛）。

人之耳鸣，医者皆以为肾虚所致。是则然矣。然亦有用气而得者、用心而得者。不可一概论也。若欲无此患，盖亦不使肾至于虚，且不使气、不用心可也。或微微耳鸣，只用葱管置在耳中，令气透，自不鸣矣。"

"天牖（又主耳不聪）、四渎主耳暴聋（千）。外关、会宗主耳浑浑淳淳，聋无所闻。商阳主耳中风聋鸣（见耳鸣）。天牖主耳不聪。明下云疗暴聋。上关等主耳鸣聋（见耳鸣）。商阳（见热病无汗）、阳谷（明同）、百会治耳鸣耳聋（铜）。束骨（见腰偻）、翳风、上关、后溪、颅囟治耳聋。风池治耳塞。肾俞治耳聋肾虚（见劳瘵）。听会治耳聋、耳中如蝉声。听宫治耳聋如物填塞无所闻、耳中嘈嘈（明云嘈嘈蝉鸣）。外关、天窗（明下同）治耳鸣聋无所闻。窍阴治卒聋不闻人语。三阳络、液门治耳暴聋（见疟）。四渎治暴气耳聋。中渚治头痛耳聋。会宗治耳聋（见风痛）。侠溪治颊颔肿、耳聋、胸痛不可转、痛无常处。明下云疗耳鸣聋。浮白疗耳聋（铜作鸣）、嘈嘈无所闻（明）。玉枕（见目痛）疗耳聋。上关疗耳聋状如蝉声，下云耳鸣声。颅息疗小儿耳聋（见喘）。耳门、翳风、脑空疗耳鸣聋（下）。外关、听会疗耳淳淳浑浑聋无闻。苇筒灸耳病（见中风不语）。肩贞主耳聋

（千）。耳聋刺足少阴（见心恍惚）。天牖疗暴聋（明见瘰病）。

耳聋有用气得者，气快则通。伤寒用衣被拥塞得者，病去渐愈。乡人用札耳草取汁滴，用新罗白草煮粥食，亦验云。"

《针灸资生经》对耳鸣耳聋在治疗选穴上多继承前贤，且提到了苇筒灸治疗耳聋、葱管置耳中疗耳鸣。对既往耳鸣耳聋理论也有自己独到的理解。且搜集了一些民间治法。

"颅息二穴……主……耳聋。""肾俞二穴……是穴，理……耳聋。""耳门二穴……主……耳痛鸣聋。"

"听会二穴……灸三壮，主耳淳淳浑浑、聋无所闻。""商阳二穴……灸三壮，主…耳鸣聋。""天牖二穴……灸三壮，主…暴聋。""天窗二穴……灸三壮，主耳鸣聋无所闻。""翳风二穴……灸三壮，主耳鸣聋""耳门二穴……主……耳痛鸣聋。"

《太平圣惠方》为综合性医书，故针灸治疗耳鸣耳聋取穴欠丰富、叙述较简单，但取穴及针灸方式仍继承之前的经典著作。

《圣济总录》中亦记录了听会、下关、百会、额厌、颅囟、天窗、大陵、偏历、前谷、后溪、耳门、听宫、天窗、天容、商阳、中渚、外关、四渎等穴位治疗耳鸣耳聋。

5.明清时期

明清的一些针灸著作及综合性医书针灸专篇中，也有针灸治疗耳鸣耳聋的相关记载。

在明代杨继洲所著《卫生针灸玄机秘要》的基础上，由明代靳贤补辑重编而成的《针灸大成》记载了作者成书年代之前相关针灸专著及一些综合性医书中与针灸相关的内容，内容极其丰富。在《针灸大成·耳目门》集中记载治疗耳鸣耳聋的穴位：

耳鸣：百会、听宫、听会、耳门、络却、阳溪、阳谷、前谷、后溪、腕骨、中渚、液门、商阳、肾俞。

重听无所闻：耳门、风池、侠溪、翳风、听会、听宫。

而在《针灸大成》中还散在记录了耳鸣耳聋相关内容，皆引用于相关针灸书籍或杨氏独创。如引用《玉龙歌》："耳聋气闭痛难言，须刺翳风穴始全""耳聋之症不闻声，痛痒蝉鸣不快情，红肿生疮须用泻，宜从听会用针行。"引用《针灸聚英》："手太阳小肠经……所生病：耳聋……补用申时，后溪，为输木，木生火，虚则补其母。泻用未时，小海，为合土。火生土，实则泻其子。""手少阳三焦经……是动病：耳聋……补用子时，中渚，为输木。木生火，虚则补其母。泻用亥时，天井，为合土。火生土，实则泻其子。"又有杨氏之经验取穴如"耳不闻声：听会、商阳、少冲、中冲。""耳内蝉鸣：少冲、听会、中冲、商阳。"

清代乐显扬所著《勉学堂针灸集成·卷二》载："耳属肾，左主气，右主血，耳塞噪者九窍不通。又曰心主窍，心气通耳，气通于肾，故心病则耳噪而鸣，不能听远声。耳鸣不能听远，心俞三十壮。耳痛耳鸣，以苇筒长五寸，切断一头，插耳孔，以泥面密封于筒之口畔，而外出筒头安艾灸七壮，左取右，右取左。又方，取苍术，以四棱铁销穿孔如竹筒，一如前苇筒法，灸三七壮，有大效。耳聋先刺百会、次刺合谷、腕骨、中渚、后溪、下三里、绝骨、昆仑，并久留针，肾俞二七壮至随年为壮。虚劳羸瘦耳聋，肾俞三七壮、心俞三十壮。"

《普济方·针灸》中治疗耳鸣耳聋的针灸穴位基本引用了《针灸资生经》内容。

《景岳全书·杂证谟·耳证》论证耳鸣耳聋分虚实，以汤药治疗为主，但也提到了穴位灸法治疗耳鸣耳聋，如上星、翳风、合谷、外关、听宫、偏历、肾俞等。

《医宗金鉴·刺灸心法要诀·头部主病针灸要穴歌》以歌诀形式记载了治疗耳鸣耳聋的相关穴位如"翳风专刺耳聋病""听会主治耳聋鸣，兼刺迎香功最灵""听宫主治耳聋鸣""足三里治风湿中，诸虚耳聋上牙疼""侠溪……兼治目赤耳聋痛""窍阴主治……耳聋病""内廷……耳鸣针便清"。又有大肠经表里原络穴——合谷（大肠表之原穴）、列缺（肺经里之络穴）同刺主治"面颊腮肿耳聋鸣"，八脉交会穴中临泣穴主治"齿痛耳聋咽肿证"，申脉穴主治"吹乳耳聋鼻衄血"等。

明清时期，治疗耳鸣耳聋在继承前贤的基础上，提出了穴位配伍、结合时辰进行针刺补泻，序贯针刺穴位等。

综上，古代针灸治疗耳鸣耳聋的理论及最初的相关穴位皆源于《内经》。但随着时间推移，针灸治疗耳鸣耳聋逐渐重实操而轻理论。虽然耳鸣耳聋的理论诸多，尤其后世强调与肾的关系，但就针刺穴位来说多取自手足少阳经、手足阳明经、手足太阳经，兼有经外奇穴、督脉取穴等，三阴经绝少取穴（笔者按：表里原络穴位配伍取列缺）。隋唐至明清逐渐完善针刺体位、深度、留针时长、穴位配伍、结合时辰的针刺补泻法、序贯针刺法、禁针穴位，完善艾灸壮数、艾灸疗程，提出苇筒灸、葱管置耳法、饮食禁忌等。

第二节 针灸治疗耳鸣耳聋的现代经验

近现代的针灸医家对耳鸣耳聋多有治验。针灸名家治疗耳鸣耳聋的病案反映了其各自不同的学术特点，体现了名家在诊治疾病时的思考，对于针灸临床提高诊疗水平具有重要的意义。我们选择了具有代表性的近现代针灸名家，整理其治疗耳鸣耳聋的医案，具体如下。

1. 陆瘦燕

【案1】

王某，男，21岁。1964年10月6日初诊。

3年前因跌仆伤及头部，当时曾昏迷2~3分钟。2年前踢球时又撞伤头部，迄今终日头昏作胀，记忆力减退，半年前剃头时头部受冷风吹袭，自后经常耳内风鸣，兼有眩晕，听力未减，曾经西医五官科检查，据称"阴性"。舌质淡红，脉弦，太冲、太溪脉大小相仿。证由髓海不足，宗脉空虚，为风邪所袭，正邪相击，以故鸣响不已。治拟疏通经气，以宁听神。

处方：听宫（-，双）、听会（-，双）、翳风（-，双）、中渚（双）、侠溪（-，双）。

手法：捻转手法，留针5分钟。

［二诊］治疗后自感轻快，唯劳累后仍感眩鸣。脉来弦滑，舌苔薄润。病系肝肾双亏，风邪袭于少阳宗脉之分所致，本在少阴厥阴，标在阳明少阳，治拟标本同调。奈久病正虚，疗治非易，除治疗外，宜多调养。

处方：肝俞（+，双）、肾俞（+，双）、听宫（−，双）、听会（−，双）、中渚（−，双）、侠溪（−，双）。

手法：捻转、提插，不留针。

［三诊］又针治3次，针后能保持2~3天效果，过后耳鸣又增，头晕亦加，甚时视物模糊，针已见效，但未巩固，再从前治。

处方：肝俞（+，双）、肾俞（+，双）、听宫（−，双）、听会（−，双）、中渚（−，双）、侠溪（−，双）。

手法：捻转、提插，不留针。

［四诊］针刺14次以来，精神渐振，耳鸣时轻时重，鸣声转细。脉濡细，舌苔薄滑，质淡嫩。少阳气火降，风邪渐清，唯肝肾不足，精气不能上济于耳，再从培补肝肾入手。

处方：肝俞（+，双）、肾俞（+，双）、翳风（+，双）、听会（−，双）、太溪（+，双）、曲泉（+，双）、合谷（+，双）。

［五诊］迭投培补肝肾，疏泄少阳引阳明精气上济之法，睡眠渐酣，耳鸣减轻。脉转缓，舌苔薄滑，再拟前方续治，手法同前。

［六诊］疗效渐趋稳定，睡眠良好，舌脉无变化，再宗前法。

处方、手法同上。

【案2】

范某，女，29岁，干部。1963年5月24日初诊。

近2个月来，左耳失聪、左颞颅部胀痛，时有眩晕，夜寐多梦，纳谷不香，舌胖苔薄，切脉弦数，太冲大于冲阳，颔厌大于太溪。证系肾水不足，肝胆之相火浮越，挟痰浊乘袭清空之窍而致。治宜滋水柔肝，息风开窍。

处方：翳风（-，左）、听会（-，左）、听宫（-，左）、颔厌（-，左）、丝竹空（-，左）、中渚（-，左）、太冲（-，双）、太溪（+，双）。

手法：捻转补泻。

［二诊］经针治，头痛大减，耳聋亦轻，颔厌脉静，唯太冲仍大于冲阳，舌胖苔薄，再拟前法续进。

处方：翳风（-，左）、听会（-，左）、颔厌（-，左）、丝竹空（-，左）、中渚（-，左）、太冲（-，双）、肾俞（+，双）。

手法：捻转补泻。

［三诊］头痛如啄，左耳听觉减而复增。脉弦滑，舌胖苔薄白。治拟前法以观其效。

处方：颔厌（-，左）、听会（-，左）、听宫（-，左）、翳风（-，左）、风池（-，左）、中渚（-，左）、太冲（-，双）、太溪（+，双）。

手法：捻转补泻。

辅助治疗：耳聋左慈丸60g，每日早晚各服6g，温开水下。

三诊后患者再未来，于6月3日随访。谓前针刺3次，并服药丸后，耳聋头痛已愈。

【按语】

陆瘦燕教授临证时辨证精细，尤重切脉，不仅是寸口切脉法，亦重视《内经》三部九候切脉法。耳鸣耳聋辨证亦重"切"法，脉案多有"太冲大于冲阳，颔厌大于太溪""太冲、太溪脉大小相仿"等描述。如案1陆教授一诊认为病机为宗脉空虚又遇风邪外袭，邪正相搏，鼓击耳窍，发为耳鸣，取听宫、听会、翳风，捻转泻法以泻耳窍风邪以疏经络之气，手足少阳荥穴中渚和侠溪乃是"荥输治外经"之意及冀收"同气相求"之功，二诊陆教授认为有肝肾两亏之象，故加取肝俞、肾俞，以提插补法培补肝肾。之后风邪既清，邪去正虚，故陆教授改翳风为先泻后补，加合谷补之引阳明经气上注宗脉，补太溪肾原，曲泉肝合以加强补肝肾之功。案2陆教授从"太冲大于冲阳，颔厌大于太溪"的切脉所得，认为此为上实下虚之证，上实为相火挟痰浊上袭清窍，下虚为肾水不足。故取翳风、听宫、听会以疏通耳窍，配中渚为标本同治法，泻颔厌、丝竹空以泻少阳相火，泻太冲以泻肝火，补太溪、肾俞滋水涵木。三诊泻风池配耳聋左慈丸乃上疏风阳、培补肝肾、重镇潜阳，治之而愈。从以上两例医案中可以看出辨证精准，取穴正确，手法到位才能使耳鸣这种难治病取得疗效。

2. 承淡安

淡安寓望亭，针盛家桥冯老之耳聋病，诊其脉浮而弦，易怒。为之平肝胆上逆之火，泻行间、足临泣、翳风、耳门四穴。翌日愈。

【按语】

承淡安教授认为实证耳疾多属肝胆之火，结合患者耳聋，脉浮而弦、易怒等为肝胆火逆之证，故以泻法针刺足厥阴肝经荥穴行间，足少阳胆经足临泣，手少阳三焦经翳风、耳门以泻肝胆之火，开窍聪耳。

3. 于致顺

【案1】

林某，男，10岁。1968年5月初诊。

主诉：左耳听觉丧失，仅靠右耳听声音3年。

初诊：患者母亲代诉。患儿3年前因用发叉挖耳致左耳聋，曾先后到多家医院五官科诊治无效。3年来，患儿左耳听觉丧失，仅靠右耳听声音。苔脉正常。

处方：听会、翳风、支沟、外关、液门。

操作：针刺局部腧穴时，针刺方向必须与外耳道平行，深度为1寸左右，达到耳内有胀感，每次1穴。

复诊：治疗半个月后，大声说话可以听到。连续治疗2个月，已经能听到微弱的手表滴答声。

【案2】

外宾某，男，近60岁。1991年9月初诊。

主诉：双耳听不见手表声，对面说话听不清3年。

初诊：3年前某日早起后发现左侧耳鸣，听不清对面说话，打电话听不清，1990年患感冒后右耳又突然听不见手表声，先后在多家医院治疗无效，近几年没有进展。查体：双耳听不见手表声，对面说话听不清。

处方：耳门、听宫、听会、翳风、支沟、外关、液门。

操作：针刺局部腧穴时，针刺方向必须与外耳道平行，深度为1寸左右，达到耳内有胀感，每次1穴。

复诊：治疗1周后，听力开始改善，经过1个月的治疗，日常说话声音已能听到。

【按语】

于致顺教授认为耳鸣耳聋分虚实，虚者有因中气虚陷，不能上济耳窍者，每遇劳累则聋；或因肾虚经气不能上通于耳者，亦常先鸣后聋，多见于老人，此皆为虚。实者有外伤、风热火郁之邪上扰清窍等；亦有因肾亏水不涵木而致耳鸣、头晕、渐致耳聋者，此虚中之实。尽管引发耳鸣耳聋的因素众多，但总体来说仍是因为耳窍之脉不通，经气不能濡润耳窍，以致听神不守而失聪、耳鸣。治当以宣通耳脉为先。故于教授常取耳门、听宫、听会、翳风、支沟、外关、液门以疏经络之气。治疗过程中，选穴大同小异，针对虚实，施以不同手法以行补泻。

4. 吴炳煌

【案1】

吴某，男，57岁。2007年10月15日初诊。

主诉：左耳鸣、听力下降3年。

现病史：3年前因强大声音震击致左侧耳鸣、听力下降，伴耳中闷胀感，并渐趋严重，未曾特殊诊治，今求诊于吴教授。症见左侧耳鸣、听力下降，伴耳中闷胀感，纳可，寐差，二便调。

既往史：无特殊病史。有吸烟及嗜酒史。

体格检查：神清，舌质红绛、散在点刺，苔少薄白、根部稍腻，脉弦。

辨证：患者系中年男性，长期劳累、饮食、烟酒，致肝肾亏虚，耳与经脉、脏腑关系密切，《灵枢·口问》说："耳者，宗脉之所聚也。"耳鸣、听力下降、耳中闷胀感均为气滞血瘀的局部证候；舌质红绛、散在点刺，苔少薄白、根部稍腻，脉弦亦为气滞血瘀、肝肾亏虚之象。

病位：耳。

中医诊断：耳鸣耳聋。

中医证候：气滞血瘀、肝肾亏虚型。

西医诊断：传导性耳鸣耳聋。

治法：行气活血，补益肝肾。以耳周穴、足厥阴肝经、手少阳三焦经腧穴为主。

处方：

（1）针刺取穴：太冲（双）、听宫（左）、中渚（左）、腕骨（左）、肾关（双）（董氏奇穴）。

操作：患者坐位，穴位常规消毒，采用30号毫针，太冲泻法捻转进针约0.7寸；听宫穴予1.5寸毫针张口进针，针下至耳心发痒、发胀则有较好效果，进针后予刮法行针；中渚、腕骨直刺约0.4寸；肾关，直刺约1.2寸。留针30分钟，每隔10分钟行针1次。

（2）浅针或用磁鍉针交替使用：半张口操作，取耳门穴双侧，重刮轻推，行泻法，3个刺激量。

（3）手法操作（取针后）：首先按压耳门，取半张口位，双手拇指按压耳前凹陷处，每次持续5分钟。其次双手手掌根捂住耳朵做轻微击打，每次持续5分钟。

以上治疗每日1次，针后嘱患者配合运耳术按摩耳部。

方义：泻耳区经穴以开窍启闭，配合太冲、中渚、腕骨疏调经气，行气活血通络，肾开窍于耳，肾气亏虚为本病的一个重要发病因素，肾关可补益肾气。

[二诊] 2007年10月17日。

经行以上治疗后，耳鸣稍有改善。

处方：

（1）针刺守上法，加针刺耳门（左）。

（2）鸣天鼓：双手掌心对准外耳道出孔，掌根朝上，四指弯曲散开在耳后周围，一开一合，有节奏地拍击头侧下方枕部，自感耳内有轰鸣响。早晚各1次。

方义：耳门、率谷疏利耳窍，是治疗耳病的要穴。

［三诊］2007年10月19日。

经以上2天治疗后，左侧耳鸣、耳聋未见明显改善。

处方：守上法，加四皇（双）（三皇加肾关）。

［四诊］2007年10月24日。

经以上治疗一周后，左耳鸣仍未见明显改善。

处方：

（1）针刺：守上法，加侠溪（左）。

（2）浅针天应（阿是穴）。

［五诊］2007年10月26日。

经以上治疗2天后，患者诉左耳听力有所改善，耳鸣有时自动停止。

处方：

（1）守上法。

（2）浅针翳风（左）、听会（左）。

［六诊］2007年10月29日。

经以上治疗3天后，患者诉左耳听力明显改善，耳鸣偶可停止。

处方：

（1）针刺守上法，加四皇（双）。

（2）磁锟针：按压耳门（左）、听宫（左）。

患者症状消失，嘱其注意保护，加强局部按摩，即鸣天鼓。

【案2】

王某，女，48岁。2005年9月5日初诊。

主诉：左耳聋、耳鸣8天。

现病史：8天前看电视时，突感耳中阻塞，听不到电视机声音。耳鸣如蝉，日夜不停。伴有头晕目眩、心烦失眠、腰酸腿软。经外院服药及高压氧治疗，无明显好转，遂请吴炳煌教授诊治。刻下症：左耳聋、耳鸣，头晕目眩，心烦失眠、腰酸腿软，纳可，寐差，二便调。

既往史：无类似病史。

体格检查：神志清楚，五官科检查均正常，血压16.0/12.0kPa（120/90mmHg），舌质红，苔薄黄，尺脉细数。

辨证：患者为中年女性，长期劳累以及情志等因素刺激，容易致肾阴虚，心火旺，心肾不交；肾开窍于耳，肾水亏损，不能滋养肝木，则虚火炎上，精气闭阻，精气不能上充于耳而致耳聋、耳鸣；肾藏精，脑为髓之海，肾气亏虚，脑髓不充，故头晕目眩；肾主骨，腰为肾之府，肾虚则腰腿酸软；心肾不交，水火不济，则心烦失眠；舌质红，苔薄黄，尺脉细数均为阴虚火旺之象。

病位：耳。

中医诊断：耳鸣耳聋。

中医证候：心肾不交、阴虚火旺型。

西医诊断：突发性耳聋。

治法：滋阴降火，通调经络。以局部腧穴、手足少阳经经穴为主，局部取穴和远道取穴相配合。

处方：

（1）针刺取穴：角孙（左）、听宫（左）、翳风（左）、中渚（左）、太冲（双）、三皇（双）。

操作：患者平卧位，局部常规消毒。采用30号毫针，角孙平刺约1寸；听宫予1.5寸毫针张口进针，针下至耳心发痒、发胀则有较好效果，进针后予刮法行针；翳风从外向前内下方刺约1寸；中渚、太冲直刺约0.8寸；三皇3穴均直刺约1.2寸。

方义：手足少阳经脉均绕行于耳之前后，故取手少阳经中渚、翳风；足少阳经听会，以疏导少阳经气；三皇为补肾要穴，举凡肾亏所致之疾病皆有疗效；太冲为肝经原穴以清肝火，取其"病在上，取之下"之意。诸穴相配，共奏调和血脉、通利耳窍、疏导三焦、和解少阳之功。

（2）艾灸：听宫回旋灸10分钟。

以上治疗每日1次，针后嘱患者配合运耳术按摩耳部。

［二诊］2005年9月8日。

经行以上治疗后，患者左耳聋好转，耳鸣基本消失，其他诸证减轻，睡眠仍欠佳。

（1）针刺：守上法，加太溪（左）、肝俞（双）、肾俞（双）、内关（双）、神门（双）。

方义：肾虚精气不能上输于耳，故取肾的背俞穴肾俞、肾经的原穴太溪，用以补益肝肾；肝俞、肾俞还可以滋养肝肾、息风降火。

（2）浅针：听宫、翳风、三阴三阳、三根。

操作：每穴2个刺激量（每个刺激量81次），用补法。

（3）艾灸：回旋灸听宫10分钟。

以上治疗每日1次，用上法继续针刺5次后，左耳听力恢复正常，睡眠好转，其他诸症状消失，达到临床治愈。

【按语】

吴炳煌教授认为耳鸣耳聋辨证要分新久虚实。实证多为肝胆热扰，虚则多为肾虚或气血两虚。以"实则泻之，虚则补之"为治疗原则。取穴多样化，且常加用董氏奇穴。治疗方式多样，包含针刺、浅针、磁鍉针、艾灸、运耳法、鸣天鼓等。吴炳煌教授还建议患者注意生活调摄，保持身心愉悦，此乃身心同治之典范。

5. 贺普仁

王某，男，46岁。

主诉：耳聋、耳鸣2周。

现病史：2周前无明显诱因，突然出现右耳耳鸣，听力下降，耳鸣声时高时低，伴有头昏沉，口干苦，纳可，小便调，大便两日1行。舌淡尖红，苔薄白。脉弦滑。

辨证：少阳阻滞，经脉不畅。

治法：清利少阳，通调经脉。

取穴：听宫、翳风、中渚、合谷、太冲。

刺法：毫刺法，泻法。每次留针20分钟，每周1次。

治疗3次后耳鸣减轻，听力略有好转；10次后，诸症减轻；共治疗20次，右耳听力基本恢复正常，诸症消失。

【按语】

贺普仁教授认为耳聋、耳鸣从脏腑辨证看与肝、肾两脏较为密切。从经络辨证分析，本病多与手足少阳有关。贺教授临床针灸善用"三通法"（即微通法、温通法、强通法），而治疗耳鸣耳聋则以微通法为主，微通法即是以毫针作为工具，使经络气血通调和畅，从而治疗疾病的一种针刺方法。"微通法"的实质就是研究和探讨在针刺过程中刺激形式、刺激量和刺激效应以及这三者之间的相互关系——即针灸实践中最关键的问题：刺法。

刺法是指针刺时，运用医者的手指操纵针体在穴位上做不同空间和形式的刺激，使其对患者产生不同的感觉和传导，从而达到最佳治疗效果，这包括刺激形式、刺激量及刺激效应3个问题。

此案为实证耳聋耳鸣，由肝胆之火上逆，少阳经气闭阻所致。主穴为听宫、翳风、中渚，实证可配合谷、太冲，3个主穴均为阳经穴，可疏通耳部气血，止鸣复聪，配四关穴（即合谷、太冲穴总称）清泻火热。

6. 奚永江

【案1】

刘某，女，84岁。

耳鸣2年余，时轰响、时尖鸣，伴头晕心烦，胃口差，疲乏，面色苍白，血压偏高，舌淡，苔白，脉沉。证属肾阴阳两虚，清窍失养而功能失调。

处方：养老、听宫、风池、天宗、肾俞、复溜、足三里、关元（灸）。

操作：以导气法，留针30分钟，每周3次。

中成药：耳鸣左慈丸10粒，日2次；右归丸6粒，日2次。

治疗2次后耳鸣减轻，治疗10次后耳中清净许多，偶尔疲劳或者情绪波动后复发，但经治疗均效果良好。

【案2】

陈某，男，60岁。

耳中轰鸣作响半年，伴有双肩疼痛，时有腰酸。舌偏红，脉弦。证属肾虚阳亢。

处方：天宗、肾俞、复溜、风池。

以导气法泻风池，在针天宗穴时，患者的耳鸣突然消失而愈。

【按语】

奚永江教授认为耳鸣实证多为肝胆湿热所致，虚证多为肾虚所致。故以实则清泻、虚则补肾为治疗大法。针灸手法以导气法（《灵枢·五乱》："徐入徐出，谓之导气。"）为主。此两案皆以肾虚为主，故皆以肾俞、复溜为补肾主穴，肾虚甚则加灸关元穴。又有专病专穴如听宫、风池等，再根据临床症状不同而选穴，如胃纳差加足三里等。

7. 杨永璇

吴某，女，56岁。

主诉：双耳听力减退已10余年。

自诉在童年患伤寒症后，两耳完全失聪，待体力复原，亦随之复聪。每逢疲劳或情绪抑郁，听觉即感减退。近10年来时常耳鸣，鸣声不断，对面谈话，往往不易听清，屡治未见显效。脉滑，苔薄白。经旨以肾开窍于耳，胆脉络于耳。凡本虚失聪，其治在肾，郁气阻窍，其治在胆。今下虚上实，清窍遂失疏畅，宜治疗少阳。

针灸方法：风池、听宫、翳风、宫墙、合谷（均双侧）。用输刺法。

［二诊］第3天，即间隔1天，听力好转，耳鸣亦减，此法应手，续进。

针灸方法：同上。

［三诊］第5天，即间隔1天，病情稳定。

针灸方法：同上方加曲池、足三里（均双侧）。余依上法。

［四至七诊］连续4天，上方每间隔1天，针治1次。

［八诊］第15天，即间隔1天，今晨听收音机，已能辨别声响之高低，耳鸣见减，与人谈话，亦能辨别语音。

针灸方法：同上。

续治25次，均以原方每隔2~3天针治1次，听力逐渐好转，耳聋基本痊愈，耳鸣亦减至极少发作。电听力测验接近正常。嘱其停针，注意饮食起居，以防感冒阻食等情况。随访未复发。

【按语】

杨永璇教授认为此案患者为虚实夹杂，治以疏调少阳，故主穴多取少阳之经，兼取专病之经外奇穴宫墙，辅以阳明经穴以振奋血气。并嘱患者需注意饮食起居，达到身心同调之功。

8. 程莘农

刘某，男，65岁。

主诉：左侧耳鸣1周。

现病史：患者于1周前因生气致左侧耳鸣，声音尖细，按之不减，时轻时重，缠绵不绝，伴口干、烦躁，经西医诊断为"神经性耳鸣"，服药暂无明显效果。问平素脾气急躁易怒，血压偏高，服药控制较为平稳，但眠浅易醒，查舌瘦暗红，中后有细小裂纹，脉弦细略数。

辨证：肝肾阴虚为本，肝胆火旺为标，本虚标实，虚实夹杂。

立法：急以治标，缓以治本，病起1周，以清肝泻火为主，辅以滋阴降火。

处方：翳风、听会、侠溪、中渚、行间、耳尖、太溪、照海。

刺法：太溪补法，照海平补平泻，余穴行泻法，耳尖点刺出血。

治疗3次，耳鸣程度减轻，仍时断时续，但血压正常，眠安。治疗8次耳鸣完全消失，唯余左耳轻微鼓胀感，患者未再治疗。

［理］此医案中，患者体虚在先，暴怒在后，故肝胆火旺、上扰耳窍为标，肝肾阴虚、耳窍失养为本，应为虚实夹杂之证。临床中，实多此类错综复杂之证，需要结合患者年龄、体质、病程等具体情况，综合判断，分清主次，辨证施治。

［法］既然患者表现为虚实夹杂，本虚而标实，那么相应的治则治法就应该标本同治，既清肝泻火，又滋补肝肾之阴。但由于治疗时正处急性期，起病刚刚1周，肝胆之火正盛，故急以治标，以清肝泻火为主，以滋阴降火为辅。

［方］在本案中程老选择了如下处方：翳风、听会、侠溪、中渚、行间、耳尖、太溪、照海。

［穴］

（1）翳风、听会、侠溪、中渚：先以手足少阳经穴为主，两耳周局部穴配合两循经远端穴，为治耳鸣、耳聋的基础组方。

（2）行间、耳尖：行间清肝泻火，针对病之标；耳尖为经外奇穴，辅用以泄热降压。

（3）太溪、照海：太溪滋补肾阴，照海清降虚火，两穴配合，共收滋阴降火之功。

［术］针对本病虚实夹杂的特点，手法上亦补泻结合，清肝泄热针用泻法，滋阴降火针用补法，标本同治，不足10次而愈。

（1）耳尖放血：先用手按摩耳郭，使耳尖充血。耳尖和三棱针常规消毒，折起耳郭，用三棱针迅速在耳尖点刺，然后医者用手（事先消毒）挤压耳尖使出血，边挤边用酒精湿棉球擦拭，出8~10滴血即可，再用干棉球压迫止血。

（2）翳风：张口取穴，程氏三才法直刺人才（0.5~0.6寸），振颤催气（局部酸胀感，可向咽部扩散），飞旋泻法。

（3）听会：张口取穴，程氏三才法直刺人才（0.5~0.6寸），振颤催气，飞旋泻法。

（4）侠溪、中渚：程氏三才法直刺天才（0.3~0.4寸），振颤催气，飞旋泻法。

（5）行间：程氏三才法逆经斜刺天才（0.3~0.4寸），振颤催气，飞旋泻法。

（6）太溪、照海：程氏三才法直刺人才（0.4~0.5寸），振颤催气，飞旋补法。

【按语】

程莘农教授治疗本案虚实夹杂之耳鸣，在针刺方式上特色明显。①"程式三才针法"进针：即集点穴、押指、穿皮、进针于一体，取意天、人、地三才，进针时分皮肤、浅部和深部3个层次操作，对针刺深浅的把握，总体以辨证及腧穴所处部位为纲要。②震颤催气法：即手持针，做小幅度快速的提插捻转略加振颤，这种方法可以增强得气感。③飞旋补泻法：即用拇、食两指边提插、边捻转，每捻1次，手指离针柄1次，结合一捻一放两指展开，状如飞鸟展翅，反复数次，目的在于促进针感扩散走动。并辅以耳尖放血以泄热。故疗效显著。

9. 石学敏

【案1】

诸葛某，女，42岁，干部。

主诉：左耳鸣、耳聋4个月。

病史：高血压病史，血压经常波动在21.3~24.0/12.0~14.7kPa（160~180/90~110mmHg）之间，头晕，烦躁易怒，夜寐不安。4月前因家务不和，而情志不舒，左侧耳鸣如蝉声，听力减退，经中医药物治疗，效不显，请求针灸治疗。

查体：体胖，血压22.0/15.3kPa（165/115mmHg）。耳鼻喉科检查：两耳鼓膜正常。音叉试验：A>BC。听力检查：左耳导1000~4000Hz，4000~1000Hz，高音阈全部消失；骨导500~1000Hz，2000~400Hz，全部消失。舌质红，脉弦细。

诊断：①中医：耳鸣、耳聋。②西医：神经性耳聋。

辨证：体胖湿浊内蕴，阴虚阳亢之体，怒恼伤肝，肝阳暴张，夹痰上蒙清窍，致耳内蝉鸣，失眠不寐，渐至失聪。

治则：平肝潜阳，开窍通络。

选穴：左侧风池、听宫、翳风、中渚。

操作：风池向外耳道方向斜刺1~1.5寸，施捻转泻法1分钟；

听宫张口取穴，直刺0.8~1寸，施捻转泻法1分钟；翳风张口取穴，斜刺向耳前方向1~1.5寸，施捻转泻法1分钟；中渚直刺0.5~0.8寸，施捻转泻法1分钟。

治疗经过：每日1次，4次后头晕减轻，7次后耳鸣声低，有间歇。14次后耳鸣消失，听力基本恢复。电测听复查：左耳气导1000~4000Hz，骨导2000~4000Hz。后又巩固治疗5次，追访半年听力无下降。

【案2】

只某，男，51岁，工程师。

主诉：两耳失聪11个月。

病史：1年前患肠伤寒，愈后听力减弱，双耳有堵塞感，伴身体倦怠，腰背酸楚，纳差，脘闷，心悸，气短，经服中西药物治疗，效不显，双耳听力逐渐下降而失聪，遂来我科就诊。查体：体瘦，面色无华，表情略显呆滞。双耳电测听检查：双耳250~4000Hz，平均在80~85分贝。舌淡苔薄，脉沉细。

诊断：①中医：耳聋。②西医：神经性耳聋。

辨证：患者肾精不充，罹患伤寒，耗伤气血，肾精血气不得上荣于耳，而致耳窍闭塞不聪，久治不愈，经脉气血郁滞，不能上贯耳窍，乃至双耳失聪。

治则：补益肾气，通络开窍。

选穴：风池、翳风、听宫、外关、太溪。

操作：风池向外耳道方向斜刺1~1.5寸，施捻转泻法1分钟；翳风、听宫针同上案；外关直刺1寸，施捻转补法1分钟；太溪直刺0.5~0.8寸，施捻转泻法1分钟。

治疗经过：上穴隔日1次，4次后自觉体力稍增，腰背酸楚减轻。12次后右耳听力有所恢复，能在1米外听到旁人讲话。16次后左耳听力亦有明显恢复，把手表放在耳前能听到摆声。27次后经电测听复查：高频2000~4000Hz，平均在55分贝，有较大幅度提高。后又巩固治疗8次，听力未再下降。

【案3】

何某，男，60岁，退休。

主诉：左耳鸣、耳聋3个月。

病史：患者3个月前无明显诱因出现左耳鸣，声响不止，呈"嗡嗡"声，未予治疗。约1个月后出现左耳听力下降，到天津医科大学总医院静脉滴注"能量合剂"无改善。现症状逐渐加重，故来我科就诊。患者既往有高血压病史。

查体：神清合作，语言清楚，颈软，无抵抗。左耳听力下降。舌淡苔少，脉沉细。血压18.7/12.0kPa（140/90mmHg）。

诊断：①中医：耳鸣，耳聋。②西医：神经性耳聋。

辨证：患者年至花甲，素体阳亢，为阴虚阳亢之体，怒恼伤肝，肝阳上亢，夹痰火上蒙清窍，致耳内鸣响，渐至失聪。

治则：滋补肝肾，平肝潜阳。

选穴：上星、百会、太阳、耳门、听宫、听会、风池、翳风、角孙、液门、中渚、太冲、太溪、临泣。

操作：上星平刺0.5~1寸，施平补平泻手法1分钟；百会斜刺0.3~0.5寸，施平补平泻手法1分钟；太阳进针0.5寸，捻转泻法；耳门、听宫、听会张口取穴，直刺0.8~1寸，施捻转泻法1分钟；风池、翳风、中渚、太溪操作同前；角孙斜刺0.5寸，捻转泻法；

液门直刺0.8寸，捻转泻法；太冲直刺0.5寸，捻转泻法1分钟；临泣直刺0.5寸，捻转泻法1分钟。交替取穴，每日1次，每次留针30分钟。

治疗经过：上穴针刺6次后，患者耳鸣声响较前降低，发作由持续变为间断。针刺12次后，患者耳鸣明显减轻，偶尔发作，听力较前恢复。继续治疗7次，患者耳鸣未再发作，听力恢复正常。

【案4】

董某，女，60岁，退休。

主诉：脑鸣20余日。

病史：20余日前患者自觉脑内鸣响，不能自控，伴耳鸣，为机器样声响。曾去西医院诊治，耳检查左耳听力下降。今来本院诊治。

查体：神清合作，两肺（－），心律齐，心率82次/分，血压17.3/12.0kPa（130/90mmHg）。耳测听实验：左耳听力下降。舌红，苔薄黄，脉弦数。

诊断：①中医：耳鸣。②西医：神经性耳鸣。

辨证：患者年至花甲，肾气不足，脑髓空虚，肾精血气不得上荣于耳，而致耳窍闭塞不聪，虚火上扰清窍，导致耳鸣、脑鸣。

治则：补益脑髓，清热息风。

选穴：风池、完骨、翳风、耳门、听宫、听会、四神聪、外关、中渚。

操作：耳门、听宫、听会、中渚操作同前；风池、翳风、完骨进针1寸，小幅度高频率捻转补法，每穴1分钟；外关直刺0.8寸，捻转泻法1分钟；四神聪斜刺0.2寸，小幅度高频率捻转补法1分钟。

治疗经过：治疗3次后，患者即感耳鸣减轻。针刺8次后，患者脑鸣消失。巩固治疗5次，未再发作耳鸣、脑鸣等症状。

【案5】

倪某，女，73岁，无业。

主诉：突发性耳聋伴眩晕1周。

病史：患者11月1日起突发视物旋转，伴恶心呕吐，食入即吐，伴右耳聋、耳鸣，听力下降，经外院诊断为"突发性耳聋"，予银杏叶提取物（达纳康）等输液治疗，现眩晕略减轻，可少量进食，睡眠差，大便不畅。发病前时有手麻。

查体：神清合作，语言清楚，无自发性眼颤。五官检查：外耳道通畅，鼓膜完整，WT偏左，1256Hz，512Hz，RT左>Be右。血压16.0/9.33kPa（120/70mmHg），心率76次/分。舌质淡，苔薄白，脉沉细，重按无力。

诊断：①中医：耳聋，眩晕（肝肾阴虚，肝阳上亢）。②西医：突发性耳聋。

辨证：患者年过七十，真阴亏耗，肝肾同源，阴虚不能敛阳，肝阳上亢，夹痰火上蒙清窍，故而清窍失聪，耳聋、眩晕。

治则：滋补肝肾，平肝潜阳。

选穴：百会、四神聪、上星、印堂、风池、瘈脉、合谷、中渚、太溪、三阴交、太冲、临泣、大椎。

操作：印堂向鼻根部斜刺0.5寸，施雀啄法；瘈脉斜刺0.5

寸，捻转泻法；合谷直刺0.8寸，捻转泻法；三阴交沿胫骨内侧面后缘进针1~1.5寸，捻转补法；余穴操作同前。大椎刺络拔罐。

治疗经过：针刺治疗1次后，患者眩晕明显减轻。继续治疗5次后，眩晕消失，耳聋明显好转，听力较前有所恢复。又治疗7次，患者症状消失。随访1月，未再发作。

【案6】

胡某，男，30岁，工人。

主诉：左耳鸣1个月。

病史：患者1个月前出现左耳部鸣响，经过药物（不详）治疗无效，遂来我科就诊。

查体：神志清醒，语言流畅，查体合作，四肢活动自如，无恶心、呕吐等症状，左耳部鸣响。生理反射存在，病理反射未引出。舌质淡红，苔薄黄，脉弦。

诊断：①中医：耳鸣（风火上扰）。②西医：神经性耳鸣。

辨证：患者平素抽烟，嗜食辛辣，体内积热，日久生风，风火上扰，清窍被蒙，故作鸣响，发为本病。

治则：疏风清热，聪耳降火。

选穴：风池、翳风、百会、上星、听宫、听会、内庭。

操作：内庭直刺0.5寸，捻转泻法1分钟，余穴操作同前。

治疗经过：经过3次针刺治疗，患者耳鸣明显减轻。继续治疗5次后，耳鸣基本消失，偶尔发生。巩固治疗5次后，患者痊愈。

【按语】

石学敏教授在治疗耳鸣耳聋病案中，以局部选穴及辨证循经选穴为主，均要求少而精，强调针刺方向、针刺深浅、手法操作规范及施术时间等手法量学等方面的正确掌握。

10.谢强

患者，男，54岁，干部。

主诉：持续双侧耳鸣1年。

现病史：患者于1年前因长期熬夜工作后出现持续双耳蝉鸣，听力无明显下降，1年来求治于多家医院未效。现症：头晕，耳鸣如蝉，持续不断，双目干涩，腰膝酸软，烦热盗汗，失眠多梦，大便稍结，小便尚可，舌质红、少苔，脉细略数。耳鼻喉科检查未发现器质性病变，电测听检查示神经性耳鸣。

诊断：①中医：耳鸣（肝肾阴虚，虚火上扰）。②西医：神经性耳鸣（双耳）。

治宜交通任督、升津降火、清养耳窍。

治疗：

（1）醒醐灌顶针灸：针刺廉泉、天突、气海、中脘、百会、大椎、听宫、翳风。

（2）艾灸：涌泉。

隔日1次。

［二诊］诉针灸后耳鸣明显好转，已无持续性耳鸣，头晕、双目干涩、腰膝酸软、烦热盗汗、失眠多梦等症状明显减轻，小便可，大便调，舌淡红、苔薄，脉细。患者病症好转，但肝肾之阴津仍不足，遂继续依上法针灸治疗。

［三诊］诉耳鸣大减，偶有耳鸣，双目干涩、腰膝酸软、烦热盗汗、失眠多梦等症状已消失，舌淡红、苔薄，脉细。患者诸症虽除，但肝肾之阴待复，遂拟知柏地黄汤加减以善其后。

【按语】

谢强教授针对肝肾阴虚、虚火上扰所致的神经性耳鸣，通常用醍醐灌顶针灸法，这是谢强教授总结的一套针对耳鼻咽喉清窍虚火顽症经验针灸法。其功效主要为滋阴降火、生津润燥、清养清窍。

11. 严洁

【案1】

吕某，男，22岁，国防科技大学学生。2015年4月10日初诊。

患者诉耳鸣2年，左侧为甚。2年前因部队练习打靶，长时间听闻枪声，导致双耳偶现鸣响，断断续续，多夜间睡觉时出现，压力大或嘈杂环境下加重，不为在意。近日来因学习压力大，耳鸣加重，以左侧为甚。

现症见：双侧耳鸣，左侧为甚，夜间明显，影响睡眠，饮食、二便正常，舌尖红，苔白脉微弦细而数。

诊断：耳鸣（肝郁气滞证）。

治则：局部与循经取穴相结合，以疏通少阳经气。

治疗取穴：

（1）翳风（双）、听宫（双）、中渚（双）、足临泣（双）。

（2）完骨（双）、听会（双）、中渚（双）、侠溪（双）。

两组交替进行，并注重辨证以补肾泻肝，取穴复溜或太溪（双）、行间（双），其中复溜或太溪用补法，行间用泻法，余穴平补平泻，留针20分钟，隔日1次，2周为1个疗程。同时行背部足太阳经或耳周刮痧或梅花针扣刺，两法交替进行。治疗5次后，右侧耳鸣基本消失，左侧依旧。又新开3次继续巩固治疗，治疗结束后，右耳耳鸣完全消失，并未再出现，左耳耳鸣明显减轻，因其放假回家，故未继续治疗。

【案2】

邹某，女，41岁，职工。2015年7月8日初诊。

患者诉20余年前因运动过度，出现双侧耳鸣。患者平素易于疲劳，自觉低头行走时耳鸣较轻，剧烈运动时加重，耳鸣重时伴心悸。兼入睡困难，睡眠多梦，大便不规则。上述症状多年，既往月经经期较长，5~7日，无痛经史，既往有慢性咽炎史。

现症见：双侧耳鸣，伴入睡困难，睡眠多梦，时口干但不欲饮，舌淡苔白，脉弦。

诊断：耳鸣（肝郁心脾两虚证）。

治则：局部与循经取穴疏理少阳经气，并以内服中药疏肝解郁、调心健脾。

治疗取穴：

（1）翳风（双）、听宫（双）、中渚（双）、足临泣（双）、通里（双）、地机（双）。

（2）完骨（双）、听会（双）、中渚（双）、侠溪（双）、通里（双）、地机（双）。

两组穴位交替进行，因肾开窍于耳，故取肾经复溜或太溪（双）滋肾补肾。其中复溜或太溪用补法，余穴平补平泻，留针20分钟，隔日1次，2周为1个疗程。

行背部足太阳经及耳周刮痧，刮痧时重刮肾俞（双）、脾俞

（双）、肝俞（双）、心俞（双），或耳穴贴压交感、肾、枕、皮质下、肝，两法交替进行。耳穴贴压时嘱患者每天按压4~5次，3天后取下。

中药小柴胡汤合逍遥散加减以疏肝理气，滋肾健脾。柴胡15g、黄芩10g、法半夏10g、甘草10g、当归10g、白芍10g、白术10g、川芎10g、蒺藜子15g、白参10g、黄芪30g、枸杞子10g、熟地黄10g。10剂，水煎服，日1剂，早晚分服。

治疗1个疗程，耳鸣减轻，睡眠质量好转。继续治疗1个疗程，睡眠可，耳鸣明显好转，仅在入睡前偶见耳鸣。

【按语】

严教授认为治疗耳鸣当疏泄经气，疏通经络或补益肝肾、健脾益气。常取耳周翳风、完骨、听宫、听会，疏通手足少阳经经气，使经络通畅，耳鸣自止。中渚、足临泣分别为手足少阳经腧穴，上下取穴，疏泄少阳经气。复溜、太溪，肾经经穴、原穴，滋补肾精。严教授认为"肾开窍于耳"，肾精充足则耳窍聪灵，肝肾同源，因而重刺激肝俞、肾俞，使肝血充，肾精足，耳窍得养。案1吕某因外界刺激引起，又因学习压力大而加重。因而辨证为肝郁气滞证，严师在治疗上加行间疏肝理气；案2邹某，不恰当运动导致，平素倦怠、大便不规则，辨证为肝郁脾虚证，患者耳鸣重时伴心悸，因此取穴时加通里宁心安神、地机健脾益气。耳穴取交感调节自主神经功能紊乱，治疗心悸不适，皮质下与枕配合，调理大脑皮质功能；肝、肾养肝滋肾，耳穴贴压众穴，持续刺激，弥补体针短时间刺激的不足，增强疗效。

12.魏福良

【案1】

李某，男，55岁。2016年10月9日初诊。

主诉：双耳鸣1年余，加重8天。

现病史：患者近1年来头昏、耳鸣、耳内胀闷，时刻困扰。曾至当地西医院就诊，诊断为神经性耳鸣，给予药物治疗（具体不详），未见明显好转，8天前症状加重，伴有胸闷，纳呆，痰多，舌胖，有齿痕，苔厚腻，脉弦滑。听神经检查示：部分听神经改变。

中医诊断：耳鸣（痰浊上壅）。

西医诊断：神经性耳鸣。

治法：豁痰降浊，通窍止鸣。

处方：风池（双）、耳门（双）、听会（双）、翳风（双）、外关（双）、丰隆（双）、足三里（双）。上述诸穴针用泻法，每日1次，10次为1个疗程。

治疗3次后，患者诉耳鸣有所改善，胸闷、纳呆、痰多症状有所减轻，继续治疗1个疗程后，双耳鸣明显减轻，兼症基本消除。

【案2】

王某，女，36岁。2017年3月7日初诊。

主诉：双耳听力下降伴耳鸣15天。

现病史：15天前因暴怒突然出现两耳听力下降，耳内胀满，次日右耳听力全无，左耳出现持续性耳鸣。伴有头晕、头胀，时有恶心呕吐。经电测听等检查后确诊为"突发性耳聋"。现患者头晕、头胀、烦躁易怒，咽干口苦，纳差，大便干燥，小便短赤，舌红、苔黄，脉弦数。

中医诊断：暴聋（肝胆火盛）。

西医诊断：突发性耳聋。

治法：疏肝利胆，清热开窍。

处方：百会、风池（双）、听宫（双）、率谷（双）、外关（双）、中渚（双）、阳陵泉（双）、太冲（双）、侠溪（双）、三阴交（双）。

操作：风池用温通针法，得气后押手拇指向同侧耳部推努，使热感传至耳中，守气1分钟后出针，余穴施平补平泻法，留针半小时后出针。8次后，患者觉耳聋、耳鸣症状明显减轻。听力较前好转。继续巩固10次后，患者左耳耳鸣基本消失，右耳听力明显好转。

【案3】

孙某，男，40岁。2017年2月9日初诊。

主诉：双侧耳鸣半月余。

现病史：患者诉半月前感冒后突觉耳鸣，起病较急，双耳耳鸣音调较低，耳内胀满，堵塞感明显。伴发热恶寒，头痛，鼻塞流涕，口干喜饮，神疲乏力，舌质红，苔薄黄，脉浮数。耳鼓膜检查可见充血、内陷。

中医诊断：耳鸣（风热侵袭）。

西医诊断：分泌性中耳炎。

治法：疏风清热，宣肺通窍。

处方：翳风（双）、听宫（双）、听会（双）、风池（双）、太阳（双）、大椎、肺俞（双）。

操作：诸穴行泻法，留针半小时。

患者治疗5次后，耳鸣稍减，耳内堵塞感减轻。治疗1个疗程后，耳鸣明显改善，余症状基本消除。

【按语】

魏老认为，案1患者辨证属痰浊上壅，清窍闭阻，故需从痰论治。"痰生百病"，痰郁化热，痰热郁结，循经上壅，耳窍被蒙，故耳鸣不休，是谓"痰热郁结、壅而上鸣"。治以豁痰降浊，通窍止鸣，故选用耳门、翳风、听会等少阳经穴，通调耳窍气血；配风池、外关疏通少阳经气；配丰隆、足三里健脾化痰，是为标本同治。新病耳鸣者多由于外感风邪所致，故急性起病，兼有外感表证。《古今医统·耳症门》："耳聋证，乃气道不通，痰火郁结，壅塞而成聋也。"故突发性耳聋亦责之于肝胆三焦火盛循经上扰，少阳经气闭阻所致。案2中的患者应清泻少阳之火，活血通络、宣通耳窍是治疗本病的关键。风池为足少阳胆经的腧穴，是足少阳与手少阳、阳维脉之交会穴，为历代医家治疗突发性耳鸣耳聋的要穴。胆与三焦经脉皆络于耳，故遵"经脉所过，主治所及"之法，选取风池为主穴并运用温通针法，使针感传至耳中。依"腧穴所在，主治所在"之法，选取耳周附近腧穴，以通经脉、调气血，使耳部壅滞之气得以疏通，气血调和，耳窍得复。在宣通耳窍的同时，配以中渚、外关、阳陵泉、侠溪等少阳经腧穴以清泻肝胆、三焦之郁热，三阴交、太溪、太冲等以滋阴泻火，即"壮水之主，以制阳光"之意，标本兼治。《太平圣惠方》言："此为风邪所乘，入于耳脉，则正气痞塞，不能宣通，邪正相击，故令耳鸣也。"案3患者外感风热，循经上攻，致清窍壅塞不利。魏老采用刘完素"耳聋治肺"的观点，从肺论治，金水相生，使肺气宣肃有权，气机通畅。取风池疏散风邪，与太阳相配清利头目；大椎祛风热，肺俞调理肺气，使肺清肃有权；再配耳周穴以疏导少阳经气，以止鸣复聪。

13. 杨俊

【案1】

患者，男，程序员，33岁。2020年11月14日初诊。

主诉：右耳耳鸣1年余。

现病史：1年前因连续加班后右耳出现蝉鸣般声响，遂就诊于当地医院，诊断为"神经性耳鸣"，予以营养神经、改善微循环等对症治疗，治疗后症状稍有缓解。其后每遇情志不舒、劳累后耳鸣加重。1个月前因工作变动，耳鸣再次加重，服用中西药物效果均不佳，遂就诊于安徽中医药大学第一附属医院针灸科。

刻下症：右耳持续耳鸣，嘶嘶作响，情绪激动时加重。无恶心呕吐，纳可，夜寐不安，二便调，舌暗红，苔薄白，脉弦数。体格检查：双侧耳道通畅，鼓膜浑浊，未见穿孔及充血。

西医诊断：慢性耳鸣。

中医诊断：耳鸣（气滞血瘀证）。

治则：理气活血，通络开窍。

取穴：百会、印堂、水沟、供血（双）、听宫（右）、完骨（右）、角孙（右）、哑门、中渚（双）。

操作方法：患者取坐位，常规消毒后使用0.35 mm×40 mm毫针，斜刺百会、印堂、水沟0.5寸，直刺供血1.5寸，刺向对侧唇处；嘱患者张口后直刺听宫1.5寸，温针灸2壮；斜刺完骨0.5寸，刺向内前下方，使局部产生酸胀感；斜刺角孙、中渚0.5寸，得气后取完骨、角孙两穴接入电针治疗仪，使用疏密波，频率2 Hz/50 Hz，以患者能够耐受为度，留针30分钟。

中药：黄芪30g、葛根30g、地龙10g、全蝎3g、川芎9g、炒蔓荆子9g、麻黄6g、桂枝9g、柴胡9g、石菖蒲9g、甘草3g。共7剂，水煎服，每日1剂，早晚分服。

同时行冰片灸，嘱患者每晚睡前取长度适合的葱段，蘸取冰片碎末放置于右侧耳道中，晨起时将葱段取出。隔日针灸1次，10次为1个疗程。

治疗1个疗程后，患者诉耳中鸣响较前明显缓解，治疗2个疗程后，患者诉耳鸣症状基本消失，夜寐安。随访3个月，仅在情志不疏时出现耳鸣，稍作休息后症状消失。

【按语】

杨俊认为，患者以右耳耳鸣为主症，本病属中医"耳鸣"范畴，患者因劳体倦，气血运行失司，耳窍失养，加之情志郁结，气机阻络，致血瘀耳窍，发为耳中蝉鸣，结合舌质暗红，苔薄白，脉弦数，四诊合参，辨证属"气滞血瘀"。杨教授认为，该患者耳鸣病理基础为情志内伤，气机失调，耳窍失濡，故而耳中声嘶。治疗上以耳周穴位为主，配以调神要穴，可理气活血、通络开窍、调畅情志；辅以中药内服、冰片灸外治，以增益气升阳、通阳开窍之力。诸法合用，共奏行气活血、调神开窍之功。

14. 杨毅红

【案1】

张某，男，35岁，中学教师。2017年2月21日初诊。

主诉：左耳耳鸣3月余，伴听力下降。

现病史：患者3个月前因长期熬夜后出现耳鸣，伴头部发蒙、头晕、恶心、呕吐，睡眠可。病后曾在外院服用中药及西药扩管、营养神经等治疗未见明显改善，其后逐渐出现听力下降。刻下症：精神疲乏，面色晦暗，耳鸣呈蝉鸣样，伴听力下降、头晕，睡眠稍差，纳食一般，二便调，舌淡苔白厚，脉弦滑。

中医辨证：脾虚痰阻，虚实夹杂。

取穴：主穴取听宫、翳风、完骨、晕听区、外关、足临泣，配伍百会、内关、足三里、丰隆、三阴交、太冲等穴。

操作：针刺听宫时张开口进针，针尖稍向下透向听会，听宫结合艾灸，留针30分钟。嘱患者每周二、四、六各治疗1次，6次为1个疗程。

针刺1个疗程后患者自觉耳鸣缓解，头晕、失眠等较前均有所改善。第2个疗程开始，加用腹针以加强针刺疗效，常用的有中脘、下脘、天枢、气海、关元等穴，治疗3次后行纯音测听，听力较前改善，耳鸣进一步缓解。患者随后坚持治疗完3个疗程后耳鸣及其伴随症状明显改善。

【按语】

杨毅红认为，腹针疗法具有调节全身气血和宏观调控机体的作用，所以在传统取穴的基础上常结合腹针治疗各疑难杂症，疗效较为满意。同时杨毅红认为耳鸣、耳聋以虚证居多，故重视调理脾肾、培元固本，腹针常选用中脘、下脘、气海、关元等调理脾胃，补肾益精。此外，杨毅红重视耳的血管、神经解剖及生理病理，认为内耳微循环障碍和椎基底动脉供血不足是导致耳疾的重要原因，故重视针刺晕听区和颈夹脊以促进内耳血液循环，改善耳的血供和神经功能。

15.方剑乔

【案1】

潘某，女，42岁，职员。

主诉：右耳鸣2年，加重1周。

现病史：患者2年前因工作劳累后出现右耳突发性耳聋，听力下降伴有轰鸣声，曾于他院就诊，听力基本恢复，但仍有耳鸣（具体不详）。1周前因劳累导致右耳再次突发性耳聋，遂至医院就诊，经高压氧、扩血管和神经营养药物等积极治疗后，听力有所好转。刻下症：自觉持续性耳鸣，声如蝉鸣，耳内有闭塞感，伴腰酸、口干、神疲乏力、头晕目眩，纳寐欠佳，二便尚可，舌红苔薄干，脉弦细。

中医诊断：耳鸣耳聋（肾精亏虚证）。

治则：补肾益精，滋阴养窍。

针灸选穴：听宫（患）、听会（患）、耳门（患）、翳风（患）、风池（患）、中渚（患）、外关（患）、太溪（双）、三阴交（双）、合谷（双）、太冲（双）。

操作：常规针刺后，听宫和翳风、中渚和外关接电针，频率2Hz，留针30分钟，电针强度以患者舒适为度。隔日1次，每周3次。

中药拟耳聋左慈丸加减。拟方如下：灵磁石30g、熟地黄15g、山药15g、茯苓15g、山萸肉15g、泽泻12g、牡丹皮12g、石菖蒲15g、五味子12g、葛根45g、川芎12g、桑椹15g、女贞子15g、麦冬15g、枸杞子2g。共7剂，水煎服，每日1剂，早晚饭后服用。

治疗3次后，患者自觉右耳听力有所提高，耳闷感减轻，耳鸣症状稍改善，口干缓解。遂按原法继续治疗1个月，患者右耳听力及耳鸣情况较前明显改善。

【按语】

方剑乔认为，本案患者结合症状、体征，可辨为肾精亏虚证，治拟补肾益精、滋阴养窍，拟针灸并结合中药调理，以求治本。针灸处方中，主穴选"耳前三穴"加翳风、风池疏通耳部经络气血。配穴取中渚、外关疏通少阳经络之气；太溪为足少阴原穴，可滋阴补肾；三阴交为足三阴经交会穴，可通调足三阴经之气；合谷、太冲开四关、通调气机。诸穴合用，共奏益肾养窍之功。中药以耳聋左慈丸加减，补泻兼施，使肾阴得滋、相火得降、耳窍复清。

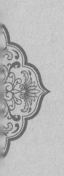

第五章

针灸治疗耳鸣耳聋的疗效特点与规律

耳鸣，即耳中鸣响，《外科证治全书》卷二说："耳中有声，或若蝉鸣，或若钟鸣，或若火熇熇然，或若流水声，或若簸米声，或睡着如打战鼓，如风入耳。"耳鸣既是多种疾病的综合征之一，又可以单独成为一种疾病。

耳聋是以听力减退或丧失为主症，轻者为"重听"，重者为"耳聋"。《左传》中解释："耳不听五声之和，为聋。"耳聋是耳病中最常见的疾病之一，和耳鸣一样，可以作为许多疾病的并发症，也可以单独发作。

第一节　毫针针刺

一般文献中通常把耳鸣、耳聋并列，《医学入门》中指出："耳鸣乃是聋之渐也。"耳鸣耳聋分为虚实两类。其中，实证的证型主要有：风热侵袭、肝火上扰、痰火郁结；虚证的证型主要有：肾精亏损、脾胃虚弱。在《循证针灸临床实践指南——突发性耳聋》中，将毫针针刺治疗作为强推荐。

一、风热侵袭证

主症：开始多有感冒等先驱表现，起病较为迅速。通常患者耳中感觉耳胀或耳闷，有阻塞感，耳鸣，听力可有下降而自声增强。电耳镜可见耳膜轻度潮红及内陷。同时，大多患者伴有恶寒、发热、头痛等全身症状，舌苔薄白或薄黄，脉浮数。

治则：疏风清热散邪。

取穴：听宫、翳风、瘈脉、中渚、外关、风池、合谷、列缺。

方义：本证型起病较急，以实证为主，故以泻法为主解表散邪。方中听宫为近端取穴，是治疗耳鸣耳聋的要穴，针刺该穴可通利耳窍；手少阳经"从耳后入耳中出走耳前"，故取手少阳之翳风、瘈脉、外关疏导少阳经气；中渚为手少阳三焦经之输穴，可通利耳窍，是治疗耳鸣的经验穴；风池祛风解表，醒脑开窍；列缺为手太阴肺经的络穴，通于手阳明大肠经，而手阳明经别与耳相联系，同时配合手阳明经合谷宣通肺气，疏风清热。诸穴配合可疏风解表，外邪解则壅遏之气自通。

操作：常规消毒后，选用1~1.5寸毫针进行针刺。听宫张口位取穴后，向耳前凹陷中深刺，深度以患者感觉针感向耳内传导为宜；瘈脉平刺；中渚向腕部斜刺；风池向鼻尖方向刺入；列缺向腕部或向肘部方向斜刺；翳风、外关、合谷均直刺。听宫、翳风、瘈脉采用平补平泻捻针法，每穴行针约10秒；风池、外关、合谷、列缺均用泻法，每穴行针5~10秒；耳周穴位得气后针感向耳内或耳周传导，使得气至病所。每天或隔天治疗1次，每次留针20~30分钟，10次为1个疗程。

二、肝火上扰证

主症：耳鸣如闻潮声，或如风雷声，耳鸣耳聋时而轻、时而重，每于郁闷、烦躁、发怒后，耳鸣耳聋突发加重，可兼有耳胀耳痛，或伴有头痛，眩晕，目红而赤，口苦咽干，或夜寐欠安，烦躁不宁，或有胁痛，大便秘结，小便黄，舌红苔黄，脉弦。

治则：清肝泄热，开郁通窍。

取穴：耳门、听会、瘈脉、翳风、合谷、中渚、行间、太冲、太溪。

方义：肝火上扰证的患者通常发病突然，症状较重，耳鸣声较大，与情绪情志变化相关，常常在郁闷、烦躁、发怒后发生或加重。故以局部取穴配合肝经的远端取穴为主，以发挥通上达下的作用。耳门、瘈脉、翳风为手少阳三焦经腧穴，为肾气朝耳之所入，三焦元气之所出，联系于脑；听会属足少阳胆经，通于耳部，取之可疏通足少阳之经气；合谷为手阳明之原穴，手阳明大肠经支脉入耳中，故针刺合谷可以清利头目诸窍；中渚疏少阳气机、解三焦邪热以开窍益聪；根据"病在上，取之下"，取足厥阴肝经行间、太冲平肝息风；太溪滋肾水涵肝木，从而达到治病求本的目的。

操作：常规消毒后，选用1~1.5寸毫针进行针刺。耳门、听会张口取穴，向后斜刺；瘈脉平刺，中渚向腕部斜刺，行间向后斜刺，翳风、合谷、太冲、太溪均直刺。耳周诸穴均用平补平泻法行针，太溪用捻转补法，其他穴位用捻转泻法，每穴行针5~10

秒；耳周穴位得气后针感向耳内或耳周传导，使得气至病所。每天或隔天治疗1次，每次留针20~30分钟，10次为1个疗程。

三、痰火郁结证

主症：两耳蝉鸣不息，或"呼呼"作响，时有闭塞憋气，听音不清，头昏沉重，胸闷脘满，喉间有痰，或咳嗽有痰，口苦或淡而无味，二便不畅，舌红苔黄腻，脉弦滑。

治则：清热化痰，和胃降浊。

取穴：听宫、瘈脉、膻中、中脘、外关、合谷、丰隆。

方义：本病多由脾胃损伤，健运失职，水湿聚而酿为痰，痰郁化火，痰火上壅，蒙蔽耳窍，发为耳鸣耳聋。故而本证型以针刺泻法为主。听宫、瘈脉、翳风以开耳窍之壅塞；丰隆、中脘清热化痰，和胃降浊；外关以疏通少阳经气，使耳复聪；合谷清利头目诸窍；膻中化痰散结，开胸理气。诸穴共奏清热化痰、和胃降浊之功。

操作：常规消毒后，选用1~1.5寸毫针进行针刺。听宫张口位取穴后，向耳前凹陷中深刺，深度以患者感觉针感向耳内传导为宜；瘈脉平刺；膻中平刺；翳风、中脘、外关、合谷、丰隆均直刺。耳周诸穴均用平补平泻法行针，其他穴位用捻转泻法，每穴行针5~10秒；耳周穴位得气后针感向耳内或耳周传导，使得气至病所。每天或隔天治疗1次，每次留针20~30分钟，10次为1个疗程。

四、肾精亏损证

主症：耳内常闻蝉鸣之声，昼夜不息，夜间较甚，以致虚烦失眠，或伴有听力下降，兼见头晕目暗，腰膝酸软，疲劳不堪，食欲欠佳，舌红少苔，脉细弱或细数。

治则：补肾益精，滋阴潜阳。

取穴：百会、听宫、翳风、肾俞、关元、太溪。

方义：耳为肾之外窍，受肾精濡养，所以耳必须在肾脏功能正常的条件下，才能发挥其作用。《灵枢》中指出："肾气通于耳，肾和则耳能闻五音矣。"对肾气失和、肾精不足所致的耳鸣耳聋，针刺以补法为主。百会为督脉要穴，又为手足三阳经与督脉之会，具有调节全身阳气、开窍、升提气血的作用；听宫为手、足少阳，手太阳之会，通利耳窍；翳风为手少阳经穴，可以疏调少阳，开通耳窍；肾俞、关元补益肾气；太溪调补肾经之气，培补肾精。

操作：常规消毒后，选用1~1.5寸毫针进行针刺。百会平刺；听宫张口位取穴后，向耳前凹陷中深刺，深度以患者感觉针感向耳内传导为宜；翳风、肾俞、关元、太溪直刺。百会、听宫、翳风均用平补平泻捻转法行针，肾俞、关元、太溪用捻转补法，每穴行针5~10秒；耳周穴位得气后针感向耳内或耳周传导，使得气至病所。每天或隔天治疗1次，每次留针20~30分钟，10次为1个疗程。

五、脾胃虚弱证

主症：耳鸣耳聋，劳累后加重，或在蹲下站起时加重，耳内时有突然空虚或发凉的感觉。倦怠乏力，纳少，食后腹胀，大便时溏，面色萎黄，唇舌淡红，苔薄白，脉虚弱。

治则：健脾益气，升阳通窍。

取穴：百会、听宫、翳风、脾俞、气海、足三里。

方义：本证型因脾胃虚弱，化源不足，致使清窍失养，以虚证多见。故而针刺以补法为主。百会升清阳之气；听宫、翳风为局部取穴，可疏通耳部经络气血，宣通耳窍。气海调补一身之气；中脘扶中气；五脏有病取背俞穴，六腑有病取下合穴，足三里为胃经下合穴，在五行属土，与脾胃相合，对于脾胃虚弱型耳鸣，可以起到健脾益胃、化生气血的作用，进而将水谷精微上荣清利头目。

操作：常规消毒后，选用1~1.5寸毫针进行针刺。百会平刺；听宫张口位取穴后，向耳前凹陷中深刺，深度以患者感觉针感向耳内传导为宜；翳风、脾俞、气海、足三里均直刺。百会、听宫、翳风等穴均采用平补平泻捻转法行针，脾俞、气海、足三里采用捻转补法行针，每穴行针5~10秒；耳周穴位得气后针感向耳内或耳周传导，使得气至病所。每天或隔天治疗1次，每次留针20~30分钟，10次为1个疗程。

【附】听宫的特殊针刺法

1.听宫深刺法

（1）理论依据：听宫属于手太阳小肠经。手太阳经经气从听宫处"却入耳中"，刺之调节耳中经气之盈亏，通经活络，开窍聪耳。"耳者，宗脉之所聚也"，听宫作为手、足少阳经与手太阳经之交会穴，刺之调理诸阳而治耳疾。另根据"根结"理论，听宫作为手太阳经之"结"，此处经气归结，可虚可实，亦为治疗耳鸣耳聋之关键。

听宫，宫者，深室也。该穴因深居耳轮之中，气血深聚而得名。且听宫为手太阳经"却入耳中"之处，气血深聚于此，故而穴位在耳部深且长，为深刺听宫奠定了理论基础。

（2）操作方法：深刺听宫，应嘱患者侧卧，患侧朝上，张口取穴，以1.5寸针缓慢经皮刺入听宫，针尖稍向外耳道方向倾斜约5°，缓慢刺入约1.4寸，进针时应感觉针下顺畅而无滞塞之感，针感向耳内及周围放射，闭口留针。

2.听宫发蒙针法

（1）理论依据：发蒙法又称开蒙启闭之法。《内经》首次提出了发蒙针法，并提出了其操作时间及方法。《灵枢·刺节真邪》提出："夫发蒙者，耳无所闻，目无所见。"指出其主要治疗目不能视、耳不能听的疾病。"刺此者，必于日中，刺其听宫，中其眸子，声闻于耳，此其输也。"即施术时间必须在中午，在患者的听宫进行针刺，令针感传达至眼睛，并使针气的声音传至内耳。"刺邪以手坚按其两鼻窍而疾偃其声，必应于针也。"即在针刺听宫时，应用手捏住鼻孔，闭口鼓气，即可听到针刺时耳中声响。

耳鸣耳聋患者病变部位在耳，且耳内有闷胀感时，大多由鼓膜内陷所致。咽鼓管被破坏会导致空气进入不了中耳腔，原来存于中耳腔内的气体被吸收，使得鼓膜因中耳腔内气压减小而内陷。此法操作时，令患者闭口憋气，可使耳内负压改善鼓膜内陷的状态，同时快速捻转行针可使针感传至内耳，气至病所，不仅可减轻耳闷胀感，还能提高治疗效果。

（2）操作方法：患者取仰卧位，穴位常规消毒后，嘱其放松、张口取患侧听宫，选用0.3mm×40mm一次性无菌针灸针，紧贴下颌骨后缘缓慢进针，直刺深约38mm，以患者自觉有突破感和酸胀感，且针感传入内耳为佳。嘱患者一手紧捏鼻窍，并深吸气后闭口屏息鼓腮。医者右手拇、示二指持针柄，细细捻搓，并数"1、2、3"，数至"3"时，患者用力努腹，使气流从咽鼓管鼓向双耳，同时医者行飞法，旋即松开二指。一搓一放，屏息鼓气，针感及气流传入内耳。飞法结束，患者方吐气呼吸。如此连续重复上述屏气、鼓气、行手法及吐气过程3次，患者由于强烈针感而目睛湿润。嘱患者张口，医者将针退出约10mm，以患者不感疼痛为度，留针约30分钟。隔日治疗1次，2周为1个疗程。

第二节　电针疗法

一、取穴

主穴：翳风、听会。
配穴：耳门、听宫、中渚、风池、外关。

二、操作方法

在常规针刺的基础上，采用平补平泻手法，使得针感向耳道扩散，待得气后，在听会、翳风针尾连接电针，采用疏密波，强度以患者耐受为度。配穴均采用提插捻转补泻手法。留针30分钟，每隔一天针1次，一般连续治疗4~6个疗程。

三、评述

电针是在针刺腧穴"得气"的基础上，在针尾通以接近人体生物电的微量电流以防治疾病的一种治疗方式。其优点为：①针与电两种刺激相结合，对某些疾病能提高疗效；②随着电针仪的不断发展，现代电针仪可精准地调整其刺激参数；③电针实质为代替手法行针的一种方式，可予以穴位不断地刺激。因此，在临床上，针刺常配合电针治疗耳鸣耳聋。

第三节　头针疗法

一、取穴

颞后线：在头的颞部，胆经率谷与曲鬓的连线（图5-1）。

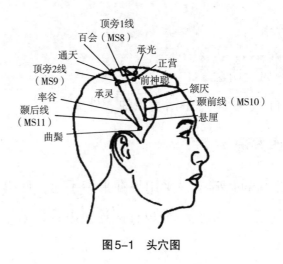

图5-1　头穴图

二、操作方法

头皮处颞后线部位常规消毒，选用0.3mm×40mm的毫针，针与头皮呈30°夹角，用快速进针法，将针刺入头皮下，当针尖达到帽状腱膜下层时，直下感到阻力减小，然后使针与头皮平行，捻转进针达1寸左右，每隔5~10分钟快速捻转行针1次，留针30分钟。隔天针1次，5~10次为1个疗程。

三、评述

1.头针疗法的作用

头针疗法，也叫头皮针疗法或颅针疗法，是一种根据脏腑经络理论，在头部选取相关经穴进行针刺治疗，或根据大脑皮质的功能定位理论，在皮层有关刺激区域施针治疗疾病的方法。头针疗法具有疏通经络、行气活血、促进血液循环、改善神经传导和调节神经肌肉兴奋性的作用。头针治疗耳鸣耳聋，是利用大脑皮质在头皮投射区的刺激，达到调节耳部功能，改善听力。

2.头针注意事项

（1）因为头部有毛发，故消毒必须严格，以防感染。

（2）由于头针的刺激较强，刺激时间较长，医者需注意观察患者的身体状态，以防止晕针。

（3）头皮血管丰富，针刺容易出血，故出针时必须延长用棉签按压针孔的时间，谨防迟发性出血。

（4）在头针疗法的基础上，还可配合电针、艾灸、穴位按摩等治疗方法。

第四节　耳穴疗法

一、取穴

治疗耳鸣耳聋的常用耳穴有：肝、胆、肾、脾、神门、耳尖、皮质下、心、内耳等（图5-2）。

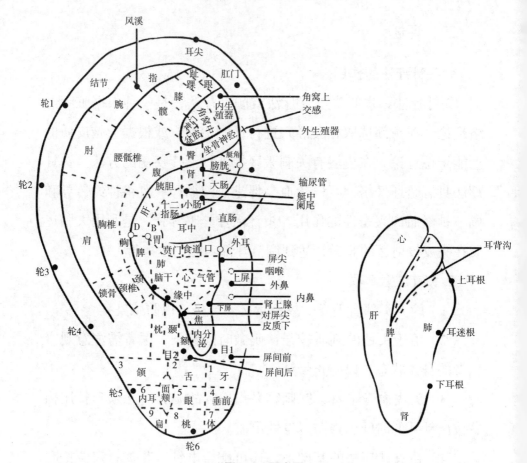

图5-2　耳穴图

肾：在对耳轮下角下方后部，即耳甲10区。

肝：在耳甲艇的后下部，即耳甲12区。

胰胆：在耳甲艇的后上部，即耳甲11区。

脾：在BD线下方，耳甲腔的后上部，即耳甲13区。

心：在耳甲腔正中凹陷处，即耳甲15区。

神门：在三角窝后1/3的上部，即三角窝4区。

耳尖：在耳郭向前对折的上部尖端处，即耳轮6区、7区交界处。

皮质下：在对耳屏内侧面，即对耳屏4区。

内耳：在耳垂正面后中面，即耳垂6区。

二、操作方法

1.压丸法

压丸法所选用材料以王不留行籽、磁珠、磁片为主。应用时，将所选压豆贴于0.5cm×0.5cm的小方块胶布中央，然后敷贴于耳穴上，并给予适当地按压，使耳郭有发热、胀痛感。一般每天患者可自行按压数次，3~5天更换1次。由于本法安全无痛，且疗效与针刺、埋针法相近，适用于老年人、儿童及惧痛的患者。临床较常用。

2.针刺法

患者一般采用坐位，耳部常规消毒，以选定穴位为针刺点，通常选用直径0.24~0.30mm、长15~25mm的针灸针，押手固定住耳朵，刺手持针快速进针，达软骨后以毫针站立不摇晃为准，也可沿软骨面平刺以加强针感，但不宜穿透耳郭。多用捻转、刮法或震颤法行针，刺激强度根据患者病情、体质等因素决定。得气后出针或留针时间15~30分钟，也可以根据病情需要，适当延长留针时间。隔天针刺1次，5~10次为1个疗程。

3.其他方法

临床上还可以用埋针法、电针法、刺血法、灸法、按摩法来进行耳穴治疗。同时，也可以几种治疗方式联合使用，以提高临床治疗效果。

三、评述

耳穴疗法目前已广泛应用于疾病的诊断、治疗等方面，尤其是压丸法，由于不刺入人体内，安全可靠，操作方便，没有副作用，疗效持久且独特。

耳穴治疗耳鸣耳聋的原理：首先耳与脏腑的生理、病理有着密切的联系。《素问·金匮真言论》："南方赤色，入通于心，开窍于耳，藏精于心。"《灵枢·脉度》："肾气通于耳，肾和则耳能闻五音矣。"《素问·脏气法时论》："肝病者……虚则……无所视，耳无所闻。"《素问·玉机真脏论》："脾为孤脏……其不及则令人九窍不通。"《证治准绳·杂病》："肺气虚则少气……是以耳聋。"而察耳的形态、色泽等改变，可"视其外应，以知其内脏"的病变，如《灵枢·本脏》说：耳"黑色小理者肾小……耳薄不坚者肾脆。"现代科学研究表明，耳与脏腑、器官在生理上密切联系，不仅存在着相关性，而且具有相对特异性，这为耳针法诊治疾病提供了客观依据。

其次，耳与经络之间存在着密切的联系。《内经》中详细记述了经脉循行分布与耳郭的关系，近年来的耳穴经络感传实验，也表示耳与经络的相关性。在手足六阳经经脉循行中，有的直接入耳中，有的分布于耳郭周围。手足六阴经经脉循行，虽不直接上行至耳，但通过各自的经别与阳经相合，间接地上达于耳。所以，《灵枢·口问》说："耳者，宗脉之所聚也。"可见耳与经络的关系在《内经》时期已奠定了基础。后世医著又多有阐述，如《丹溪心法》载"盖十二经络，上络于耳""耳为诸宗脉客所附"，《类经图翼》说："手足三阴三阳之脉皆入耳中。"由此可知，耳与全身脏腑经络息息相关。当脏腑发生病变时，通过经络的反应和传导作用，在耳郭相应的区域就会有所反应，并依此进行治疗。

此外，耳穴采用针刺法时，要注意严格消毒，防止感染。因耳郭暴露在外，表面凹凸不平，结构特殊，针刺前必须严格消毒，有创面和炎症部位禁止针刺。针刺后如针孔发红、肿胀，应及时消毒，防止化脓性软骨膜炎的发生。

第五节　腹针疗法

一、取穴

腹针穴位：中脘、下脘、气海、关元、滑肉门、大横、商曲、气穴（双侧）、阴都（患侧）。

局部针刺穴位：听宫、翳风、率谷（患侧）。

二、操作方法

针刺穴位进行常规消毒，根据针刺部位及患者体型胖瘦选择适宜规格的一次性针灸针。针刺操作时，取仰卧位，听宫张口进针透向听会，率谷向下平刺透向耳尖，听宫、率谷进针0.5~1.2寸，翳风直刺进针0.8~1.2寸，听宫、翳风以针感向耳底或耳周传导为佳。

腹针针刺深度由浅入深分为天、人、地三部，先深刺中脘、下脘、气海、关元至地部，再将滑肉门、大横、商曲、气穴刺至人部，最后浅刺阴都至天部，根据体型适当调整进针深度。腹部穴位进针后不施提插手法，可施以轻微捻转补法，不追求得气感，每10分钟行针1次，耳周腧穴留针候气，留针30分钟。隔日治疗1次，每周3次，6次为1个疗程。

三、评述

腹针疗法是通过刺激以神阙穴为中心的腹部腧穴，调节经脉脏腑，畅达气血，改善脏腑失衡，调理阴阳来治疗全身疾病的一种新型微针系统，该微针系统是以神阙布气假说为核心，包含脏腑经络理论、腹部八廓理论、神龟全息理论这样一个多层次、立体的辨病辨证和取穴体系，通过在腹部针刺调节脏腑、经络和气血的失衡以治疗全身疾病，该疗法具有取效快捷、操作方便、安全无痛的特点。

腹针治疗耳鸣耳聋的原理：首先，由于耳为宗脉之所聚，耳鸣的病位虽在耳窍，但与脏腑经络气血失调密切相关，而神阙系统具有输布全身气血和调控机体的功能，故可以通过腹针的布气功能，调和气血以维持耳窍的正常生理功能。其次，耳鸣与脏腑经络的关系最为密切，其治疗也多从调理脏腑经络入手，因此选择腹针可以很好地协调脏腑经络，而耳鸣患者中又以虚证多见，故选择引气归元穴位配合滑肉门、大横等穴可以起到调补脾肾、疏理经气的作用。此外，根据神龟全息理论，针刺腹部相应穴位就可以调节对应脏器或部位起到治病的作用。因此，腹针疗法选取的穴位既保留了传统针灸的穴位属性和功能，还对应有全息作用。根据神龟图的人体投影，选择对应头部的中脘、耳部的阴都、颈部的商曲疏通局部气血，这种取穴方法与传统针灸的局部选穴原则也十分相似。

第六节　艾灸疗法

一、取穴

耳门、听宫、听会、翳风、中渚。

二、操作方法

艾条点燃后，对准穴位，距离穴位3~5cm，根据患者耐受程度以感到温热而不烫为度，每天施灸1~2次，每次30分钟或1小时，以皮肤潮红为度。或艾条一端对准外耳道距耳郭3.3cm处进行熏灸，同时顺着艾条燃烧端向耳道内轻吹气，力度以患者耳深部有温热感为宜。

三、评述

灸法是我国传统针灸医学的重要组成部分。从总体上看，灸疗法和针刺法一样都通过刺激腧穴或特定部位激发经络、神经、体液的功能，调整机体各组织、系统的失衡状态，从而达到防病治病的目的。

但是，灸疗法又有着自己较为独特的作用特点。通过艾火温热刺激，使局部皮肤充血，毛细血管扩张，增强局部的血液循环与淋巴循环，缓解和消除平滑肌痉挛；使局部的皮肤组织代谢能力加强，促进炎症、瘢痕、浮肿、粘连、渗出物、血肿等病理产物消散吸收。同时又能使汗腺分泌增加，有利于代谢产物的排泄；还可引起大脑皮质抑制的扩散，降低神经系统的兴奋性，发挥镇静、镇痛作用；同时温热作用还能促进药物的吸收。

使用艾灸治疗耳鸣耳聋具有明显的治疗效果，因艾火热力可延耳道直达鼓膜及鼓室，患者常感耳深部有温热舒适的感觉，而且方法简便易学，容易在临床上为广大患者所接受，但所需时间较长，需要患者长期坚持。

第七节　穴位注射

一、取穴

分两组穴位。一组：听会、听宫、翳风。二组：风池、完骨、中渚。

二、药物选择

所用药物可选川芎嗪注射液、复方丹参注射液、黄芪注射液、维生素B_2、弥可保注射液、红花注射液或辅酶 A 50 单位加维生素 B 0.1mg。进针得气后，注入药物，每穴注入 0.3~0.5mL 等，任选

1种。亦可取主穴1个，注入2%利多卡因注射液（或加用维生素B$_2$）每穴0.5ml，每日1次。

三、操作方法

用一次性5ml注射器配合7号注射针头抽取药液，穴位皮肤常规消毒，将针快速刺入皮肤，行小幅度地捻转提插，得气后，回抽无血，缓慢注射药液0.5~1ml。2组穴位依次轮换取用，隔日1次，9次为1个疗程，疗程间隔3~5天。

四、评述

穴位注射法是将药水注入穴位以防治疾病的一种治疗方法。它可将针刺刺激和药物的性能及对穴位的渗透作用相结合，发挥其综合效应，故对某些疾病有特殊的疗效。其作用有：①针刺和药物作用直接刺激经络上的穴位，产生一定的疗效；②穴位注射后，药物在穴位处存留的时间较长，故可增强与延长穴位的治疗效能，并使之沿经络循行以疏通经气，直达相应的病理组织器官，充分发挥穴位和药物的共同治疗作用；③药物对穴位的作用亦可通过神经系统和神经体液系统作用于机体，激发人体的抗病能力，发挥更大的疗效。

第八节　穴位埋线

一、取穴

心俞、膈俞、肝俞、胆俞、肾俞。

二、操作方法

将30号羊肠线分段剪成0.2~0.3cm长，放于盛75%乙醇的细菌培养皿中消毒备用。将备用肠线插入专用埋线针具中，上述穴位常规消毒后，快速刺入皮下至得气，起针时，顺势将线推入组织内，用无菌棉球压迫针眼止血。最后粘贴输液贴以防止感染。2周1次。

三、评述

穴位埋线法是利用可吸收性外科缝线对穴位产生的持续刺激作用以防治疾病的方法，本法操作较简单，创伤小，痛苦少，适用范围广泛，尤其对一些慢性、顽固性病症具有较明显的疗效。其机制如下。

1.埋针（留针）效应

《灵枢·终始》曰："久病者……深内而久留之。"张景岳解释为："久远之疾，其气必深，针不深则稳伏。病不能及，留不久则因结之邪不能散也。"因此，针灸临床中，对一些慢性和顽固的疾病多采用留针或埋线之法，以延长刺激时间，巩固和提高针刺疗效。埋针（留针）的作用是使用补法后，可增强补的作用，使用泻法后，可加强泻的作用。埋线后，其在体内软化、分解、液化和吸收的过程，对穴位产生的生理、物理及生物化学刺激可长达15天或更长时间。其刺激感应维持时间是任何留针和埋线法所不能比拟的，从而弥补了针刺的时间短及疾病愈后差、易复发及就诊次数多等缺点，使人体依靠这种良性刺激不断得以调整和修复，故能起到更好的效果。

2.组织疗法效应

通过异体组织蛋白，将其埋于体内，可使人体的淋巴细胞致敏，其细胞又配合体液中的抗体、巨噬细胞反过来破坏、分解、液化羊肠线，这种抗原刺激物对穴位产生物理及生物化学刺激，使局部组织发炎，甚至出现全身反应，从而提高人体的应激能力，激发机体免疫功能，调节身体有关脏腑器官功能，使活动趋于平衡。综上所述，穴位埋线疗法在治疗的过程中，初为机械刺激，后为生理学和刺激原，具有短期速效和长期续效两种作用方式，对于免疫球蛋白偏低者升高，过高者降低，均调节至正常值左右，说明穴位埋线疗法不仅能提高免疫功能，并有良好的双向调节作用，从而促进病体的康复。

3.穴位埋线与免疫

羊肠线作为一种异种蛋白，可诱导人体产生变态反应，使淋巴组织致敏，配合抗体、巨噬细胞，破坏、分解、液化羊肠线，使之变成多肽、氨基酸等，在体内软化、分解、液化吸收，其对穴位产生的生理及生物化学刺激长达15天或更长，从而弥补了针刺治疗时间短、治愈疾病不巩固、易复发等缺点，由于羊肠线刺激平和，对穴位产生一种柔和而持久的刺激，对大脑皮质里的急性疾病较强的病理信息干扰和抑制力量不足，因而不能迅速产生作用，但对慢性疾病却显示了良好效果。

第九节　火针疗法

一、取穴

百会、耳门、听宫、听会、率谷、翳风、外关。

二、操作方法

火针穴位进行常规消毒，施术时一手持点燃的酒精灯，另一手持针烧灼。烧针时应尽量靠近所扎部位，针刺的深浅应依据所针穴位皮肤肌肉的丰厚程度来针刺，一般头面部腧穴针刺深度为0.05~0.3寸，皮肤肌肉丰厚处地方为0.3~0.5寸，针刺较深的部位须将针身烧至白亮，针刺较浅部位针身须烧至通红，若仅为在皮肤表面点刺，则将针烧至微红即可。点刺应迅速，出针后用无菌干棉球按压针孔，严禁揉按，以免出血。每5~7天进行1次火针，6次为1个疗程。

三、评述

火针是九针的一种，是由"大针"发展而来，又叫"烧针"或"白针"。火针疗法是由一种特制的针具经过烧灼加热作用于人体部位的针刺治疗方法。火针疗法源远流长，早在先秦以前就有了火针的记录，《内经》中更是有了一系列对火针的具体阐述。到了汉代，火针的疾病治疗更是得到了广泛发展，《伤寒论》中更是提出了火针针口感染及误用火针的补救措施。唐宋时期，火针的发展不仅仅局限于内科，而是向五官、妇科及更多方向去发展，并出现了专门以火针为业的专科医生。明清是火针发展的成熟阶段，治疗病种的多样化和火针体系的完善及针具质量的不断提高，使火针在当时广泛应用于实践临床，并涌现出了大量的专业著作。现在，火针已在皮肤科、五官科、妇科、内科等疾病的治疗中取得良好的效果，其应用和治疗范围还将不断扩大。

1.火针治疗耳鸣耳聋的作用机制

①改善血液循环：火针通过提高病变部位的温度，增强代谢能力，激活了本身的应激机制，改善血管的紧张状态及抗血小板凝集，以达到促进局部血液循环的作用。②镇痛：火针降低体内炎症因子，调节神经递质含量，提高刺激反射阈值从而达到镇痛的目的。③调节内分泌免疫：火针可以通过调节下丘脑—垂体—肾上腺轴来调节皮质醇的分泌与变化，影响血液中皮质醇的稳定浓度从而起到调节免疫的作用。④对外周血的影响：火针针刺后不仅能促进局部的血液循环，还可以促进在急性炎症中出现并增多的白细胞，并提高其吞噬功能帮助炎症的消退和限制炎症蔓延。通过调节外周血的白细胞和血小板计数达到控制感染及改善血液循环的目的。

2.火针操作前准备

因火针针具较为特殊，且为明火操作，故操作前应向患者做好充分的解释工作，帮助患者摆脱恐惧心理和疑惑，坚定患者信心。根据火针刺络点的不同及患者的体质，采用相应的体位，事先对所选择的火针穴位进行标记和定位，保证针刺的准确性。

3.火针操作意外的处理原则

（1）对于火针操作过程中晕针的患者应立即停止进针，对体质较弱或年老的患者建议卧位操作，施针过程中应密切观察患者神情，并询问其感觉。

（2）火针针刺如遇出血肿胀，应立即用无菌干棉球按压针孔周围10分钟左右，嘱患者24小时后进行热敷。

（3）火针针刺后局部应保持干燥，切忌碰水或用手搔抓。

（4）火针针孔感染者应立即口服消炎药物，饮食清淡，感染严重时静脉滴注消炎药物并注意休息。

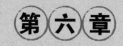
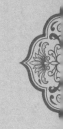

第六章
针灸治疗耳鸣耳聋的机制研究

在临床治疗耳鸣耳聋的实践中，传统的针灸疗法疗效确切，应用广泛。近年来，随着各种实验研究的探索，血液流变学、神经电生理学、细胞免疫学、自由基学说等相关研究的发展，针灸治疗耳鸣耳聋的机制研究取得了一定进展。目前针灸治疗耳鸣耳聋的机制研究主要集中在对耳部血液循环的影响、对听觉中枢的影响、对免疫及抗炎作用的影响、对机体抗氧化能力的影响等方面。

第一节　针灸对耳部血液循环的影响

血液流变学是在宏观、微观、亚微观水平上，研究血液的细胞成分和血浆变形流动性及血管结构的流变特性的学科，目前广泛用于临床，成为中医血瘀证的主要指标之一。对于耳鸣耳聋的发生，血管病变可能是最重要的病因，血液流变学改变引起微循环障碍，内耳毛细血管内膜上皮细胞水肿，侧支循环供血不足，致使内耳因缺血缺氧引起细胞功能受损，从而出现听力下降。

研究表明，影响血液黏度的因素有一种或数种，血液黏度增高导致循环减慢，使得红细胞刚性增加，变形能力变差，导致红细胞聚集增加。当血液处于高黏或高凝状态时，可引起大脑中枢及内耳缺氧，进而影响神经冲动在听觉通路中的传导，最终导致进行性耳聋的发生。针刺不仅能明显降低耳鸣耳聋患者，特别是突发性耳聋患者的血浆黏度、红细胞比容、纤维蛋白原含量和不同切变率下的全血黏度，而且能明显改善红细胞聚集状态，提高红细胞变形能力，从而有效预防局部缺血缺氧状态，促进局部血液循环和组织细胞的恢复。亚生江·托乎提等在临床治疗中发现，针刺颈项九针合补肾活血中药内服能显著降低老年性耳聋患者全血黏度、血浆黏度、血细胞比容、红细胞聚集指数以及纤维蛋白原指标水平，加快血液循环，从而促进耳聋患者听力恢复。

其次，情绪变化、疲劳等也会让儿茶酚胺释放增加，导致血小板聚集。针刺可降低突发性耳聋患者的血浆黏度、红细胞比容、纤维蛋白原含量、不同切变率下的全血黏度，从而改善红细胞聚集，提高红细胞变形能力，有效预防局部缺血状态。而突发性耳聋红细胞的变化在针药结合应用中变化不明显，通常在感冒后发的突聋患者中红细胞计数会降低，但临床病例中有患者红细胞计数升高，出现这一现象的原因有待临床研究揭示。因此，针刺对突聋患者有情志变化的症状改善有很大的帮助，从而促进患者听力的恢复。

另外，针灸耳部周围穴位后，其刺激作用使鼓膜周围出现充血现象，耳内毛细血管壁渗透性增加，增加了耳内微循环功能，促进了血液与迷路淋巴之间的物质交换，有利于耳内病理过程的好转，并且改善了听觉神经末梢营养，使损伤部分有不同程度的恢复。王长海等从血液流变学角度出发，证明针刺耳周穴位能有效改善耳蜗微循环及耳蜗代谢，预防耳部组织的缺血缺氧，促进受损神经元的修复，从而改善患者听力。

第二节　针灸对听觉中枢的影响

人体的各有效穴位与神经组织均有密切联系，耳郭周围各效穴部位的神经，均以不同的方式与面神经的分支或本干有直接的吻合，如翳风及听会穴与面神经干耳大神经有密切关系，在针刺作用下，听中枢皮层诱发电位波幅显著增大，负相波出现的次数显著增多，其波幅也显著增大。张晓彤等研究发现：针刺患耳"内听宫"穴后，突聋耳听性脑干反应（auditory brainstem response，ABR）波形分化明显清楚，Ⅰ、Ⅲ、Ⅴ波均出现，重复性好，Ⅰ、Ⅴ波潜伏期明显缩短。他们据此认为针刺"内听宫"穴能提高突聋耳耳蜗听神经及外侧丘系脑桥的传导性和兴奋性。

研究发现，针刺能提高大脑听觉中枢的兴奋性。刘淑云通过研究电针耳穴对D-半乳糖致年龄相关性聋豚鼠听皮层、下丘COMT、β-catenin蛋白表达情况的影响，发现电针听宫、翳风可能通过增加β-catenin蛋白表达，通过Wnt/β-catenin信号通路延缓豚鼠年龄相关性聋的发生，同时可能通过增加COMT蛋白表达，提高儿茶酚胺类神经递质的释放，从而延缓豚鼠年龄相关性聋的发生。

此外，在耳蜗中，螺旋神经节神经元是听觉传导通路的第一级神经元，是耳蜗毛细胞和听觉中枢之间的重要枢纽。螺旋神经节神经元的损伤或细胞凋亡，可导致耳鸣耳聋的发生。针灸可以引起耳蜗螺旋神经节神经元受体表达产生变化，从而治疗耳鸣耳聋。鲍捷运用穴位埋线治疗耳聋小鼠，发现穴位埋线治疗可以上调耳蜗 Bcl-2 蛋白表达量、同时下调 Bax 蛋白表达量，来改善老年性聋小鼠的听力。

第三节 针灸对免疫及抗炎作用的影响

耳鸣耳聋的发生与免疫功能异常相关。耳内微循环异常可导致内皮细胞功能障碍，sVCAM-1 和 ICAM-1 表达在活化内皮细胞上，内皮细胞功能受损，过高表达的 sVCAM-1 和 ICAM-1 释放入血成为可溶性黏附分子。sVCAM-1 和 ICAM-1 过高表达，促使白细胞与内皮细胞黏附，进一步释放化学介质，参与免疫应答、免疫调节和免疫细胞的识别等，导致免疫功能异常，进而能引起血清 IgA、IgG、IgM 水平升高。王艳丽等运用针灸联合龙胆泻肝汤治疗突发性耳聋，发现可降低 sVCAM1、ICAM-1 水平，并通过调节 T 细胞 CD4$^+$、CD8$^+$ 水平，有效减轻血清中 TNF-α、IL-6 和 IL-8 炎性因子水平，减轻炎症反应，降低 IgA、IgG、IgM 免疫球蛋白水平，从而改善突发性耳聋患者的听力，减轻患者耳鸣、头晕等症状。

此外，各种微生物病毒、细菌、螺杆菌、霉菌均可使迷路感染，破坏迷路功能，如病毒性迷路炎病理变化有 Gorti 氏器和血管纹萎缩、盖膜改变，也可侵犯神经节细胞；细菌常从几个途径侵犯内耳，化脓性中耳炎细菌素通过圆窗和卵圆窗进入迷路引起浆液性迷路炎等。研究证明，针灸可调节体液免疫和细胞免疫，从而提高机体抵抗力，加强其抗炎作用，治疗各种炎症感染，改善患者耳鸣耳聋的症状。

第四节　针灸对机体抗氧化能力的影响

对于老年性突发性耳聋的发病机制，自由基学说日益受到关注。随着年龄增长，机体抗氧化功能下降，自由基增多，这种变化可引起耳蜗毛细胞因钙超载而死亡，进而导致老年性耳聋的发生。丙二醛作为氧自由基的代谢产物，其含量的高低可以反映细胞受氧自由基攻击的严重程度。

基于此理论的指导，谢仕津等通过实验研究发现，针刺听宫和翳风两个穴位可以降低丙二醛的表达，从而在一定程度上抑制 D–半乳糖所致的豚鼠听觉中枢的老化过程。超氧化物歧化酶（superoxide dismutase，SOD）是体内抗氧化系统的一种主要酶类，其活性随着年龄增长而逐渐减弱，是衰老的重要指标之一。李君梅等通过对衰老模型豚鼠研究发现，针刺听宫和翳风可以提高SOD活性，增强机体听皮层抗氧化能力，从而延缓听觉中枢的老化过程，而最新研究结果显示，这种现象可能与SIRT1/PGC-1α途径被激活有关。张博等通过实验证实，电针老年大鼠听会、翳风可通过降低耳蜗螺旋神经元cleaved caspase-3的表达，减轻耳蜗毛细胞的损伤，从而防治耳聋。

耳鸣耳聋大多数治疗疗程较长，进展缓慢，需要坚持长期治疗。临床观察到患者病程越短，尤其在6个月以内，诊疗效果越好；通常没有恶心、眩晕呕吐等伴随症状的患者效果较有伴随症状的疗效要好。故建议耳鸣耳聋患者早期进行针刺治疗。

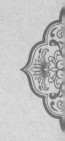

第七章
耳聋耳鸣的日常管理与护理

听力对于每个人来说是非常重要的，由于耳聋耳鸣的原因复杂且不确定，患者除了要积极治疗外，还应该做好日常管理与护理。

一、避免接触噪声

特别要避免接触强烈的噪声，一般来说长期处于噪声环境中的人群会比其他岗位的人群患耳聋耳鸣的概率要高，各种噪声会使原本开始衰退的听觉更容易疲劳，导致内耳的微血管常处于痉挛状态，内耳供血减少，听力急剧减退，故噪声环境会加重耳聋耳鸣；平时尽量注意不要长时间、大音量使用耳机；减少噪声源或佩戴防护耳罩、耳塞等。

二、改变不良嗜好及生活习惯

（1）戒烟、戒酒，少喝浓茶、咖啡之类的刺激性食物，不暴饮暴食。吸烟可以使血氧下降，而内耳毛细胞又是一种对氧极其敏感的细胞，所以缺氧会对毛细胞造成损害。咖啡因和酒精可加重耳聋耳鸣。

（2）保持充分休息，不熬夜，保证足够的睡眠时间。避免剧烈运动以及潜水等会引发压力变化的运动项目。

（3）洁身自好，避免不安全的性行为，以防感染如梅素螺旋体等病毒。梅素螺旋体病毒感染后期可侵犯神经系统，累及听神经可引起耳聋耳鸣。

三、心理护理

耳聋耳鸣，特别是突发性耳聋患者一般精神比较紧张，求愈心切。因此，要安慰患者，使其了解疾病的原因，既重视疾病，又稳定情绪，以便配合治疗。同时嘱患者保持好的心态，放松心情，避免紧张、焦虑的情绪，对于疾病的恢复更有利。

四、避免使用耳毒性药物

耳鸣耳聋患者在就诊时，不要忘记告诉医师，自己患有耳鸣，因为有些药物会使已有的耳鸣症状加剧。如治疗结核病的链霉素、利尿剂、预防心血管病的阿司匹林及多种抗癌药物都会引发耳鸣症状。此外，在服用任何药物中，若有异样症状时，应及时告诉主治医师，以便调整药物。尤其是老年人及儿童，一定要慎重使用有听神经毒性副作用的药物。

五、饮食护理

耳聋耳鸣的饮食也是非常关键的一环。

（1）限制脂肪的摄入：饮食与血脂代谢关系密切，大量摄入脂类食物，会使血脂增高，血液黏稠度增大，引起动脉硬化。内耳对供血障碍最敏感，出现血液循环障碍时，会导致听神经营养缺乏，可能会导致耳聋耳鸣。

（2）减少糖、盐的摄入：在日常生活中控制血糖、血压。偏爱甜食者容易肥胖，患糖尿病概率高，容易产生和糖尿病有关的耳聋耳鸣。盐的摄入可加重心脑血管疾病，直接影响耳聋耳鸣。

（3）多补充富含蛋白质和维生素类食物：相关研究发现，噪声能使人体中的一些氨基酸和维生素类（如维生素 B_1、B_2、B_6 等）消耗量增加。因此，我们在日常饮食中应多吃富含维生素 D、铁、锌等元素的食物。这类食物主要有瘦肉、豆类、木耳、蘑菇、各种绿叶蔬菜、萝卜、西红柿、大蒜、牡蛎等。

（4）多食含锌食物：导致老年性耳聋的因素很多，缺锌是一个重要因素。含锌丰富的食物有鱼、牛肉、猪肝、鸡、鸡肝、鸡蛋、各种海产品；苹果、橘子、核桃、黄瓜、西红柿、白菜、萝卜等。

（5）多饮牛奶：有人说牛奶是"人类保姆"，牛奶中几乎含所有已知的维生素，以维生素 A、维生素 D、维生素 B_1、维生素 B_2、维生素 B_6、维生素 B_{12}、维生素 E 和胡萝卜素，尤以维生素 A、维生素 D、维生素 B_2 含量高。这些维生素对钙的吸收利用、改善血液循环和耳聋症状很有帮助。

（6）少食辛辣刺激性食物：辛辣的调味品和辣的食品容易助长内火，损伤津液，加重耳聋耳鸣。

（7）适当多吃鱼类食物：某些鱼体内含有丰富的不饱和脂肪酸，它能够使呈胶状的中性脂肪和胆固醇从血管壁上游离出来，避免产生高血脂，从而达到防治老年性耳聋的目的。

（8）食疗处方

①肝阳上亢型：多因经常加班工作，又得不到充分的休息与调整，使肾阴不足而致。中医认为肝阳需要肾阴滋养和抑制，当肾阴虚时易致肝阳上亢而出现耳鸣。伴有两目干涩、口燥、口苦、头胀、头晕等症状。饮食上应少吃辛辣、上火食品，如辣椒、羊肉、牛肉、桂圆、红枣等，可多吃芦笋、芹菜、大白菜、苦瓜、萝卜、菠菜、豆制品等。

【凉拌苦瓜】

用料：生苦瓜2根，白糖30g。

制法：苦瓜去瓤，切薄片，入沸水中稍余，放碗中，加白糖拌匀服用。大厨提示：可根据个人口味适量加入白醋，口感更佳。

功效：苦瓜清热泻火，散结通窍，利湿止痛，对于肝阳上亢型耳鸣最为适宜。

②肝血不足型：多因平时体质较弱，或有慢性疾病，如慢性肝病、脾功能亢进等，或手术后失血太多而致。中医认为肝主藏血，失血过多，肝失藏血之职可出现耳鸣。症见耳鸣如蝉声，听觉减退，劳累后或午后加重。饮食上应少吃辛辣、上火食物，如辣椒、牛肉、羊肉等，多吃红枣、桂圆、山药、芹菜、苦瓜、菠菜、豆制品等。

【枸杞首乌炖肉】

用料：瘦猪肉150g，枸杞30g，何首乌15g。

制法：瘦猪肉切块与枸杞、何首乌共入锅加水适量，炖至熟烂加盐、味精、糖适量，放温即可服用。注意：何首乌应先炒片刻（小火），再与其他原料同煮，味更浓。

功效：枸杞补肝肾益精血，促进骨髓造血功能；何首乌补血养肝，益肾固精；瘦猪肉益气养血。合用滋补肝肾，养血益胃，适用于肝血不足型耳鸣。

③肾阴虚型：此类型多见于老年患者，年老体弱，脏腑功能下降；也有部分中青年，由于超负荷工作，得不到充分休息，再有房劳过度，从而导致肾阴虚而致耳鸣。症状多表现为耳鸣如蝉、夜卧更重，并有心烦、口干、手足心热、腰腿酸软等。饮食上应少吃辛辣、油腻、不易消化的食物，如油炸食品、年糕、辣椒等，多吃芹菜、芦笋、菠菜、枸杞、核桃、板栗、桂圆、梨、苹果等。

【枸杞栗子鸡】

用料：枸杞30g，板栗200g，乌骨鸡1只。

制法：板栗去外壳，鸡去内脏，切成方块，焯水撇沫。鸡块捞出与枸杞、板栗共入砂锅，加水煮沸后改小火加盐、料酒、葱段、姜片、糖、味精适量，煮至鸡熟烂，放温服用。注意鸡块一定要凉水下锅。

功效：枸杞补肝肾、养肝明目，含胡萝卜素、维生素B_1、维生素B_2、维生素C等；板栗为补肾之果，富含蛋白质、糖，有强筋壮骨之功；乌鸡补血和胃。合用滋阴补肝肾，补血和胃，适用于肾阴虚型耳鸣。

④心肾不交型：此类型多见于中青年，由于社会竞争压力大，经常加班超负荷工作，常着急上火，以至于心火过旺，而劳累过度又可使肾阴不足，肾阴虚不能抑制心火，出现心肾不交耳鸣。症状表现为耳鸣声微、入夜加重、失眠健忘、口干、口舌生疮等。饮食上少吃辛辣上火的火锅、辣椒、牛肉、羊肉、桂圆、红枣等，多吃清淡的芹菜、菠菜、白菜、萝卜、冬瓜、梨、西瓜等。

【枸杞叶炒猪心】

用料：鲜枸杞叶150g，猪心1个。

制法：猪心切小片，入油锅炒至将熟，下枸杞叶同炒，放盐、味精、白糖、料酒适量，稍炒后淋少许香油即可出锅。炒时要用旺火快炒，以免肉质变老。

功效：枸杞叶补虚益肾，清肝明目；猪心补心安神。合用补心安神，养肝明目，清热除烦，适用于心肾不交型耳鸣。

此外，还有一些在日常生活中简单烹饪的粥与茶饮，也可以起到改善耳鸣耳聋的功效。

【腰花粥】

猪腰一对，粳米100g，将猪腰去臊腺洗净，切成腰花后与粳米一起煮粥，加葱白2根，每日早晚服用。也可以选择芝麻粥，50g炒黑芝麻与100g粳米一起煮粥，每日早晚服用。

【山楂橘皮饮】

生山楂20g切片，橘皮20g切丝，泡水代茶饮。

【菊花马蹄粥】

干菊花10g，鲜马蹄50g，与粳米100g一同煮粥，每日早晚服用。

【菊花雪梨饮】

干菊花10g，雪梨半只，泡水代茶饮。

六、耳部保健操

（1）按压耳根：用两手指按摩两耳根前后各15次。

（2）按压耳轮：以两手按耳轮，一上一下各15次。

（3）摇拉两耳：以两手摇拉两耳郭各15次。

（4）弹击两耳：以两手指弹击两耳15次。

（5）紧按耳门：用两手掌紧紧地按住两耳孔，五指置于脑后，然后用两手中间三指轻轻叩击后脑部24次。

（6）扫擦外耳：两手伸直，拇指端抵耳垂部，前后摆腕带掌如扫，四指由耳前擦至身后，再折耳郭扫擦，由后至前，往返多次。

（7）拔耳：两示指伸直，分别插入耳孔，旋转180度，往复3次后，立即拔出，耳中"叭叭"鸣响，共3~6次。

七、康复指导

（1）鸣天鼓：调整好呼吸，将两手掌心紧贴于两外耳道口，使外耳道口暂时处于封闭状态，两手指放于枕部，食指叠于中指上，食指从中指上滑下，轻轻扣于脑后枕部。左右手各叩击24次，再两手同时叩击48次。

（2）营治城廓：以两手按耳轮，一上一下摩擦，每次做15分钟。

（3）鼓膜按摩：以手食指（或中指）按摩耳屏，随按随放，每次按20~30下，用力均匀，应先左后右交替进行或同时进行。

（4）自行咽鼓管吹张术：用手指捏住鼻翼两侧，先用口吸气，然后闭唇，再用力用鼻呼气。可反复多次，使咽鼓管通畅。急性鼻炎或鼻腔浓涕较多时不宜使用此方法。

（5）穴位按摩：耳门、听宫、听会。

此外，要预防上呼吸道感染，防止头部创伤，定期到正规医院清洁耳道。

参考文献

［1］黄选兆，汪吉宝，孔维佳．实用耳鼻喉头颈外科学［M］．北京：人民卫生出版社，2002．

［2］阮岩．中医耳鼻咽喉科学［M］．北京：人民卫生出版社，2019．

［3］王佐良，徐玉声，陆焱垚，等．陆瘦燕针灸医案医话［M］．上海：上海科学技术出版社，2002：8-11．

［4］俞中元．中国百年百名中医临床家丛书——承淡安［M］．北京：中国中医药出版社，2003：225．

［5］贺兴东．当代名老中医典型医案集·针灸推拿分册［M］．北京：人民卫生出版社，2009：125-126．

［6］吴明霞．吴炳煌针灸医案医论［M］．北京：学苑出版社，2009：238-245．

［7］谢新才．中国现代百名中医临床家丛书——贺普仁［M］．北京：中国中医药出版社，2007：70．

［8］奚永江．奚永江针灸临证验案［M］．北京：学苑出版社，2009：210．

［9］杨依方，徐明光，葛林宝，等．杨永璇针灸医案医话［M］．上海：上海科学技术出版社，57-59．

［10］王红伟，冯春祥，王贵春．国医大师程莘农临证指针

［M］. 北京：学苑出版社，2015：275-277.

［11］石学敏. 石学敏针灸全集［M］. 北京：科学出版社，2006：891~894.

［12］陈丹，谢强，黄冰林. 谢强醍醐灌顶针灸法治疗耳鼻咽喉虚火证经验［J］. 中国针灸，2014，34（1）：77-79.

［13］李玲，黄志纯，陶锋. 突发性耳聋治疗及预后相关因素的研究进展［J］. 东南大学学报（医学版），2013，32（3）：350-353.

［14］亚生江·托乎提，邹广华，铁玲，等. 针刺颈项九针合补肾活血中药内服治疗老年性耳聋疗效及对生活质量的影响［J］. 现代中西医结合杂志，2018，27（24）：2649-2652+2656.

［15］马摇，史保轩. 小儿突发性耳聋11例［J］. 实用儿科杂志，2002（4）：385.

［16］Becatti M，Marcucci R，Mannucci A，et al. Erythrocyte membrane fluidity alterations in sudden sensorineural hearing loss patients：the role of oxidative stress［J］. Thromb Haemost，2017，117（12）：2334-2345.

［17］王长海，王中欧，冯文，等. 针刺治疗突发性耳聋及其对血液流变学的影响［J］. 中国针灸，2003（2）：24-25.

［18］张晓彤，袁国莲，许珉，等. 针刺"内听宫"穴对突发性耳聋患者听觉脑干诱发电位的影响［J］. 中国针灸，2003（3）：46-47.

［19］努尔比亚·米尔扎木，亚力坤·亚生，阿依恒·曲库尔汗. 细胞间黏附分子-1及血管细胞黏附分子-1与突发性耳聋

［J］. 医学研究生学报，2009，22（5）：544-547.

［20］许航宇，舒海荣，宋建新，等. 老年突发性耳聋患者血清可溶性血管细胞黏附分子-1水平及其影响因素［J］. 中国老年学杂志，2017，37（2）：452-453.

［21］王艳丽，孙淑梅，陈维达. 针灸联合龙胆泻肝汤治疗突发性耳聋的临床研究［J］. 中国中医急症，2019，28（9）：1532-1535.

［22］Riva C，Longuet M，Lucciano M，et al. Implication of mitochondrial apoptosis in neural degeneration of cochlea in a murine model for presbycusis［J］. Rev Laryngol Otol Rhinol（Bord），2005，126（2）：67-74.

［23］Lefebvre PP，Malgrange B，Lallemend F，et al. Mechanisms of cell death in the injured auditory system：otoprotective strategies［J］. Audiol Neurootol，2002，7（3）：165-170.

［24］谢仕津，殷泽登，李君梅，等. 电针耳穴对D-半乳糖致年龄相关性听力损失豚鼠听觉中枢丙二醛表达的影响［J］. 听力学及言语疾病杂志，2012，3：254-257.

［25］徐叔云，陈修. 药理实验方法学［M］. 3版. 北京：人民卫生出版社，2002：1464-72.

［26］李君梅，殷泽登，谢仕津，等. 电针耳穴对年龄相关性聋豚鼠耳蜗核、下丘和听皮层超氧化物歧化酶活性的影响［J］. 中国老年学杂志，2013，22：5608-5610.

［27］帅常娟，刘淑云，姚宇，等. 电针耳穴通过SIRT1/PGC-1α途径延缓D-半乳糖致衰老豚鼠听皮层老化［J］. 听力学

及言语疾病杂志，2018，26（2）：167-171.

　　[28] 刘淑云，邓力强，杨烨，等. 电针对年龄相关性聋豚鼠下丘和听皮层儿茶酚氧位甲基转移酶表达的影响 [J]. 针刺研究，2017，2：145-148.